Marcus Joachim Leyrer

Asthma heilen. Allergien heilen. Ein Selbsterfahrungsbericht.

Leyrer, Marcus Joachim:
Asthma heilen. Allergien heilen.
Ein Selbsterfahrungsbericht.
Band 1: Frei vom Asthmaspray
Orginalausgabe – Bonn: Marcus J. Leyrer, 2002
ISBN 3 00 009883 6

Originalausgabe
ISBN 3 – 00 – 009883 - 6

Umschlagentwurf: Marcus Joachim Leyrer / Bild „Aufgehende Sonne"; Gedruckt in Deutschland; alle

Vorwort

Der Titel dieses Buches ist für jeden Asthmatiker eine Herausforderung. Gibt es doch Heilung? Gibt es eine Möglichkeit, asthmatische Beschwerden auch ohne die chemischen Medikamente der Schulmedizin in den Griff zu bekommen? Der Autor dieses Buches war im Januar 2001 vor diese Frage gestellt, als er aufgrund zunehmender Herzrhythmusstörungen, die eine Nebenwirkung von Asthmamedikamenten sein können, seine Asthmamedikamente BronchoSpray® und Atrovent® absetzen musste. Eine Therapie der Rhythmusstörungen ließ deshalb die gleichzeitige Einnahme von diesen Medikamenten, die Nebenwirkungen auf den Herzschlag haben können, nicht zu. Das vorliegende Büchlein versucht nun zu verdeutlichen, wie es mir gelang, innerhalb kürzester Zeit auf die Medikamente zu verzichten, die ich seit der Pubertät bis zu meinem 29. Lebensjahr täglich inhalieren musste und von denen ich immer gedacht hatte, dass sie bei mir keine Nebenwirkungen hervorrufen würden.

Das Buch enthält für aller Asthmatiker und Allergiker wissenswerte Tipps, die teilweise sehr leicht in Eigenanwendung erprobt werden können. Viele Informationen, z.B. die Hinweise zu Vitaminen und Mineralien, sind nicht sehr verbreitet und werden von Teilen der Ärzteschaft und der Apotheker sogar abgelehnt. Das Buch hat es zum Ziel, neue Wege aus dem Dilemma zwischen Asthmasprays, Theophyllin und Cortison zu zeigen.

Ich selbst muss zugeben, dass es für mich bis heute an ein Wunder grenzt, auf meine täglichen Inhalationen verzichten zu können. Ich Danke Gott für die Erkenntnisse, die mich zu meiner neuen Gesundheit geführt haben und ich hoffe, meinen Lesern mit meinen Ausführungen auf die ein oder andere Weise hilfreich sein zu können.

Ihr
Marcus Leyrer
im September 2002

1. Medizinische Vorgeschichte des Autors – Wie dieses Buch entstand

Allergisches Asthma Bronchiale – so lautete die Diagnose des behandelnden Arztes im Kurklinikzentrum Davos 1988. Ich war damals 16 Jahre alt und es war mir klar, dass etwas mit meiner Atmung nicht stimmte. Asthma? Wirklich? Und geht das wieder weg? Nein, das geht nicht mehr weg!, höre ich den Arzt noch heute sagen. Aber es lässt sich mit Medikamenten behandeln, die deine Lebensqualität sichern. Und 10 Jahre ging auch alles gut. Ich bekam Allergospasmin®, dann BronchoSpray®, dann zusätzlich Cromohexal®. Als dies keinen Erfolg brachte in zunehmender Dosis Cortison – Pulmicort® als Inhalator. Die meiste Zeit nahm ich 4 x 2 Hübe BronchoSpray® täglich. Ich probierte jedoch auch Spiropent®-Tropfen aus und bekam längere Zeit Singulair®, doch alle diese Medikamente führten nicht zu meiner Heilung, sondern zu einer ständigen Erhöhung der Dosis.

Im Frühjahr 1999 bekam ich Herzrhythmusstörungen, die mich aufschrecken ließen. Ein Hausarzt teilte mir mit, dass die Einnahme von BronchoSpray® und anderen Inhalatoren mit bronchienerweiternden Mitteln signifikativ meine Lebenserwartung reduzieren würde und zu Herzrhythmusstörungen führen könnte. Ich war schockiert. Aus meinen Studien der Psychologie, die ich als eines von drei Fächern für meine Promotion absolviert hatte, wusste ich, dass dies bedeutete, dass die Einnahme von diesen Medikamenten statistisch gesehen zu einer Senkung meiner Lebenserwartung führen würde. Sprich: Ich würde mit jedem Hub ein paar Tage meines Lebens verlieren.

Anfang 1999 entschloss ich mich, etwas zu unternehmen. Auch mein mich behandelnder Bonner Allergologe ging davon aus, dass die Asthmamedikamente für meine Herzrhythmusstörungen verantwortlich waren. Da ich bereits eine Hyposensibilisierung gegen Gräserpollen, Baumpollen, Hausstaub und Katzenallergene aufgrund der starken Belastung abgebrochen hatte, schien die Situation kompliziert. Spiropent®, ein Mittel mit dem Wirkstoff Clenbuterol, sollte in Tropfenform Abhilfe schaffen. Dieses Mittel dosierte ich auf fünf Tropfen, die ich morgens und abends einnahm. Neben den schrecklichen Schweißausbrüchen, die mit der Einnahme dieses Medikamentes oft verbunden sind, bekam ich weiterhin Herzrhythmusstörungen, die bei einer höheren Dosierung des Medikamentes ebenfalls zunahmen. Ich war verzweifelt.

Mir war bewusst, dass der Verzicht auf die Tropfen die Einnahme von Cortisontabletten zur Folge haben könnte – und zwar mit all den Nebenwirkungen, die daraus für mich resultieren würden. Aufgrund der Vielzahl meiner Allergien, ob Pollen oder Nahrungsmittel, war mir klar, dass die Cortisondosis erheblich höher liegen würde, als die normalerweise zu Anfang einer oralen Therapie verabreichte Dosis. Im Winter 1999 bekam ich dann eine zweite Chance. Mir wurde das Mittel Atrovent® verabreicht, das bei mir gut anschlug und als besonders herzfreundlich bekannt war. Zusätzlich bekam ich Singular – einen Leukotrinenblocker, der die Weitstellung der Bronchien besonders bei sportlicher Betätigung garantiert. Diese neue Therapie – zusammen mit Cortisonsprays für Nase und Bronchien – behielt ich bis zum Sommer 2000, bis zu einem Urlaub im Hochgebirge, bei. Dann setzte ich – aufgrund von Magenbeschwerden – Singulair® ab. Auch Atrovent® schien auf die Dauer nicht das Mittel der Wahl zu sein. Langsam fand ich mich mit dem Gedanken ab, Cortison einnehmen zu müssen. Ich entschied mich zunächst aber, meinem Arzt eine Therapieänderung vorzuschlagen, indem ich ihn bat, das Cortisonspray Pulmicort® in höherer Dosierung (400uq statt 200uq) zu verschreiben. Ich verdoppelte meine Cortison-Inhalation und nahm nach wie vor zweimal zwei Hübe des Sprays. Damals war ich mir nicht bewusst, dass ich mich dadurch über die kritische Marke von 1600 uq wagte, bis zu der die Inhalation von Cortison ungefährlich, d.h. ohne systemische Wirkung bleibt. Ich reduzierte nun die Inhalation von Atrovent® auf einen Hub pro Tag. Parallel begann ich mit einer Hyposensibilisierung in Tropfenform gegen unterschiedliche Pollen und Gräser, die ich jedoch schon nach zwei Monaten abbrechen musste. Ich fühlte mich furchtbar und abhängiger denn je von den Medikamenten, die ich einfach nicht mehr nehmen wollte und die mir keine Heilung meiner Beschwerden in Aussicht stellten.

Bereits zu diesem Zeitpunkt reagierte mein Körper auf jede Inhalation von Atrovent® mit Herzrhythmusstörungen und Magen-/Darmbeschwerden. Ich konnte und wollte endlich ohne

Asthmamedikamente zurechtkommen. Viel entscheidender war – ich hatte keine Wahl mehr. Ich war fest entschlossen, mich von den lästigen Nebenwirkungen der diversen Medikamente zu befreien.

Die Situation dramatisierte sich noch einmal, als ich Medikamente verabreicht bekam, in denen – wie übrigens bei den meisten Tabletten – Maisstärke und Baumwollsamenextrakte als Trägerstoffe dienten. Da ich allergisch gegen diese Inhaltsstoffe bin, reagierte ich mit einem anaphylaktischen Schock.[1]

Heute leide ich nun nicht mehr an Herzrhythmusstörungen und nehme nach wie vor keine Asthmamedikamente mehr. Wie mir Letzteres gelang und welche Möglichkeiten der Leser hat, um selbst auf die Suche nach Erleichterung von einem sehr in den Alltag eingreifenden Leiden zu gehen, soll nun im Folgenden dargestellt werden.

---

[1] Dies passierte trotz Abgabe des Allergieausweises bei dem mich behandelnden Arzt. Ich möchte meine Leser, die gegen Mais allergisch sind, empfehlen, dass vor allem im Krankenhaus jedes einzunehmende Medikament selbsttätig zu überprüfen ist. Hierzu sollten Sie unbedingt den Beipackzettel lesen; nicht immer taucht der Zusatzstoff Maisstärke auch in dem Medikamentenverzeichnis "Rote Liste" auf, das sie über den Buchhandel beziehen können .

2. Erste Schritte – Dosisreduktion und Stabilisierung des Allgemeinzustandes

2.1. Homöopathie

Die bekannteste Alternativmedizin sind homöopathische Mittel. Deshalb entschloss ich mich, zunächst eine Reihe von Büchern zu konsultieren, die das Thema "Asthma" homöopathisch behandeln. Die Homöopathie beruht auf dem Prinzip *similis similibus curantur*. Gleiches soll also mit Gleichem geheilt werden. Hahnemann entdeckte dieses Prinzip, als er bereits im 18. Jahrhundert durch Versuche mit der Chinarinde auf die Möglichkeit aufmerksam wurde, dass gewisse Stoffe bei Einnahme Krankheitsbilder hervorriefen. So bekam er durch die Einnahme der Chinarinde Symptome von Malaria. Bei Absetzen verschwanden die Symptome. Hahnemann nahm diese Entdeckung zur Grundlage seiner praktischen Behandlung von Kranken. Malariakranke sollten nun also Chinarinde bekommen, um ihre Beschwerden zu lindern. Als Faustregel muss also gelten, dass Stoffe, die beim Gesunden Symptome hervorrufen, die beim Kranken bereits aufgetreten sind, geeignet sind, um Letzteren zu heilen. Die Stoffe werden dabei potenziert, das heißt, sie werden in hohem Maße verdünnt. Je höher die Potenz (Verdünnung) ist, umso stärker ist die Wirkung.

Die Auswahl des richtigen Wirkstoffes zur Behandlung meines Asthmas fiel mir jedoch schwer. Da in der klassischen Homöopathie nur Einzelstoffe verwendet werden, war die Suche mühsam. Hinzu kam, dass zu jedem Stoff ein Profil gehört, das nicht nur körperliche Beschwerden, sondern auch die Stimmungslage und Ängste beeinflusst. Ich war mir nicht sicher, den richtigen Stoff selbst bestimmen zu können. Da fand ich in einem Buch den Hinweis auf eine Misch-Lösung, die aus einer Reihe von Stoffen besteht, die bei Asthma Bronchiale besonders wirksam sind. Da ich täglich unter Atemnot und Beschwerden litt, wusste ich, dass sich die Wirkung des Gemisches schnell zeigen würde.

Das Asthma Gastreu®N R34 der Firma Reckeweg kann über die Apotheke rezeptfrei bezogen werden und enthält folgende Wirkstoffe:

Arsenicum album D8
Carbo vegetabilis D30
Kalium phosphoricum D30
Natrium sulfuricum D200
Yerba santa D12

Bei homöopathischen Mitteln ist zu beachten, dass eine Reaktion der Mittel sich zunächst durch eine Erstverschlimmerung bemerkbar machen kann. Hiermit hatte ich bereits als 23 jähriger Erfahrung gemacht. Damals war ich bei einem Heilpraktiker in Behandlung gewesen. Der verabreichte Stoff hatte bei mir eine starke Erstverschlimmerung ausgelöst, sodass ich die Einnahme erschrocken unterbrach. Heute weiß ich, dass eine solche Erstverschlimmerung notwendig ist, zeigt sie doch, dass der Körper auf den Stoff reagiert.

Die Einnahme des Gemisches erstaunte mich. Da normalerweise Mixturen in der klassischen Homöopathie verpönt sind, hatte ich nicht mit einer Reaktion gerechnet. Die beiläufig genommenen Tropfen ermöglichten mir ein sofortiges tiefes Durchatmen. Mit einer solchen Reaktion ist nicht immer zu rechnen. Ich war jedoch begeistert. Ich konnte zwar Atrovent® noch nicht absetzen – aber das war auch nicht mein direktes Ziel. Ich wollte versuchen, die Dosis der Asthmamedikamente zu reduzieren und gleichzeitig meine Beschwerden erträglich zu halten. Ich war nun guten Mutes, musste mich aber bremsen. Häufig ist der krankhafte Versuch, schnell Medikamente absetzen zu wollen, Schuld an einem allzu frühen Scheitern der Bemühungen. Zunächst muss der Allgemeinzustand des Körpers gefestigt werden. In keinem Fall aber darf ein abruptes Absetzen erfolgen. Absetzungsversuchen vorangehen sollte immer eine Dosisreduzierung. Auch ist es vernünftig, homöopathische Mittel nur mit Hilfe von erfahrenen Homöopathen einzusetzen. Ich selbst wählte diesen Weg nicht, da ich, durch zahlreiche Arztbesuche abgeschreckt, es einfach selbst ausprobieren wollte.

Die Wahl des Präparates Asthma-Gastreu war nach eingehender Lektüre einiger Bücher erfolgt. Dabei ließ ich mich von der Erkenntnis leiten, dass nur ich selbst in der Lage war, mich von meinem Leiden zu heilen. Einer der Grundsätze, die mich bis heute in meinem Leben leiten, stammt aus dieser Zeit:

Helfen kannst du dir nur selbst. Um dir selbst zu helfen musst du wissen, wie man sich helfen kann.

Ziemlich schnell war mir klar geworden, dass die Ärzte und die heillos überrannten Allergologen mit ihren eingeschränkten Budgets und Terminplänen nicht die wirklichen Ansprechpartner für eine Heilung meiner Beschwerden waren. Um mich aber von meiner Krankheit zu heilen, musste ich zunächst eine Strategie entwerfen, die gerade für den Asthmatiker von so grundlegender Bedeutung ist.

2.2. Die Dimensionen der Persönlichkeit – der Geist als treibende Feder auf dem Wege der Genesung

Wie in der Einleitung erwähnt, wurde mir von Beginn an suggeriert, dass mein Asthma und meine Allergien nicht heilbar seien. Dies implizierte die Abhängigkeit von Medikamenten, von Ärzten und letztendlich auch von den Krankenkassen und den jeweiligen Budgets. Im Januar 2001 hatte ich jedoch keine Wahl mehr. Mein Gesundheitszustand und mein innerer Widerwille gegen die Asthmamedikamente zwangen mich nach Alternativen zu suchen. Ich musste mit alten Verhaltensweisen brechen. An aller erster Stelle stand die Erkenntnis, dass mein Geist die Grundlage für eine schnelle Genesung sein musste. Das bedeutete, dass ich mir ein möglichst umfangreiches Wissen aneignen musste über meine Krankheit und über traditionelle und alternative Heilmethoden. Gleichzeitig begann ich, angestammte Lebensweisen zu hinterfragen.

Die Lektüre zahlreicher Bücher und meine eigene Lebenserkenntnis brachte mich dazu, meine Persönlichkeit in drei Dimensionen einzuteilen. Zuerst kam die des Geistes, dann die des Körpers und die der Seele. Ich habe seit jeher den Begriff Psyche als abgenutzt und viel zu kurz gegriffen betrachtet, die beiden Dimensionen Geist und Seele halte ich hingegen für angemessener. Hieraus ergab sich folgendes Schema:

Abbildung: Die drei Dimensionen der Person

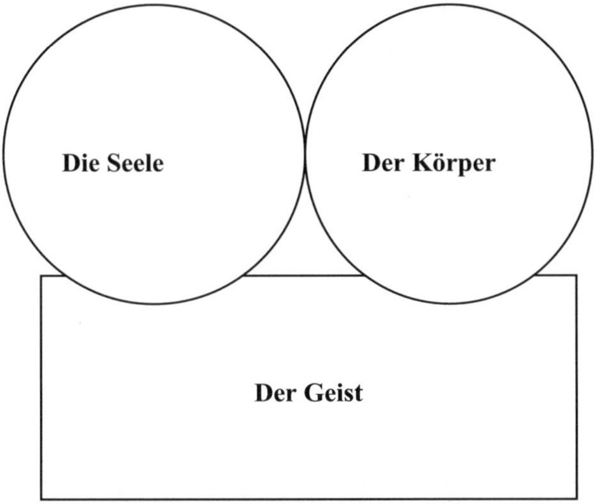

Der Geist war diejenige Größe, die meine Gedanken, meinen Mut im Griff haben musste. Gleichzeitig fallen der Dimension Geist, die Aneignung und Organisation von Wissen zu und die disziplinierte Einhaltung einmal gefällter Entschlüsse. Jeder Asthmatiker, der schon einmal versucht hat, Medikamente hinter sich zu lassen und dann einen Rückfall erlitten hat, wird sich daran erinnern wie schwierig es ist, sich einzugestehen, dass man ohne Medikamente nicht sein kann. Auch ich war vor gelegentlichen Rückfällen nicht gefeit und hätte ohne Disziplin und unendlichen Willen zu gesunden sicherlich aufgegeben. Der Geist muss Rückfälle von vorneherein einkalkulieren und verhindern, dass wir durch einen Rückfall "den Kopf hängen lassen". Hier bewahrt also der Geist die Seele vor allzu großem Schmerz. Wenn der Körper nicht so weit ist, zu gesunden, so muss der Geist versuchen zu verstehen, warum dies der Fall ist. Nur mit dieser Einsicht – die mal schnell, mal weniger schnell verfügbar wird, kann er weitere Heilungsmaßnahmen treffen.

Gerade bei allergischem Asthma gehen von unseren kognitiven Fähigkeiten diejenigen Impulse aus, die wir für die Genesung brauchen. Dies hat sich selbst bis in die Schulmedizin herumgesprochen, die im allgemeinen fälschlicherweise mit dem Hinweis der "Psyche" versucht, ihre eigenen Behandlungsdefizite zu überdecken. Ein Allergologe aus Göttingen schrieb bereits 1997 dazu:

Es gibt kein "psychisches Asthma!" Asthma ist immer eine organische Erkrankung.[2]

---

[2] Hannemann, P.; Fit trotz Asthma – Das Asthma Controlling-Programm, Ratgeber Ehrenwirth: München 1999, S. 47

Sicherlich ist es jedoch wichtig, dem Körper die nötige Ruhe zu gönnen, um genesen zu können. Dies ist eine wichtige Vorbedingung für jedwede Genesung. Gerade in unserer heutigen Zeit gibt es zahlreiche Möglichkeiten, dem Körper die Zeit zu rauben, die er unbedingt für eine Erholung und ein Wieder-zu-Kräfte-kommen bedarf. Jeder Asthmakranke sollte sich bewusst machen, dass er nur ein einziges Mal lebt und dass Ziele, die zu hoch gesteckt werden, üblicherweise aufgrund der gesundheitlichen Auswirkungen entgegengesetzte Resultate bringen.

Im Allgemeinen spricht man heute von "Stress", um das Gefühl zu beschreiben, das durch körperfeindliche Lebensweise z.B. in unserer Magengrube oder unseren Bronchien entsteht. Der Körper kann direkt und indirekt geschädigt werden. Die indirekte Schädigung des Körpers kann vor allem durch Depression, Frustration und Passivität entstehen. Es sind dann die seelischen Auswirkungen, die durch Grübeleien und einen sich ausbreitenden Zweifel nicht nur unsere Seele, sondern auch Körper und Geist überfordern. Direkt kann der Körper durch unsere Nahrungsaufnahme, durch falschen Lebensrhythmus und durch Drogen und Toxine geschädigt werden.

Da die drei Dimensionen des Körpers einander bedingen, muss ein Gesundungsversuch immer auf allen drei Ebenen vonstatten gehen. Bemühungen, z.B. die Seele ins Gleichgewicht zu bekommen, den Geist zu trainieren oder den Körper durch Entsagung zu heilen, müssen dann scheitern, wenn sie nicht gemeinsam betrieben werden.

Nachdem die Einnahme homöopathischer Mittel eine Stabilisierung meines Gesundheitszustandes mit sich gebracht hatte, brachte eine zufällige Entdeckung im Februar 2001 schließlich den ersehnten Wendepunkt in meiner Krankengeschichte: und zwar der Verzehr einer Orange.

2.3. Ernährungsumstellung: *Prerequisite fondamentale*

Bereits im Sommer 2000 war ich durch die Lektüre einiger Kräuterbücher und Naturheilmittel auf den Spitzwegerich und den Thymian gestoßen. Der Spitzwegerichtee hat eine entzündungshemmende Wirkung. Ich hatte ihn benutzt, um meine Kaffeeabhängigkeit in den Griff zu bekommen und gleichzeitig meine Atemwege abzuheilen. Der Verzicht auf Kaffee viel mir besonders leicht nach der Lektüre des amerikanischen Bestsellers *Caffeine – America's Drug Number One*, der die Nebenwirkungen des Koffeins sehr drastisch schildert. Insgesamt trank ich zwei Tassen Spitzwegerich pro Tag, die ich aber immer nur zwei Minuten aufbrühte. Die Menge des aufgebrühten Krautes sollte ebenfalls nicht übertrieben werden. Allergiker dürfen nie vergessen, dass jede Art des Übermaßes für ihren Körper ungesund ist. Da der Körper selber maßlos reagiert, muss der Geist immer beschwichtigend auf unseren Willen wirken, damit eine Heilung in der notwendigen Ruhe und Ausgeglichenheit erfolgen kann. Das gilt auch für die Zubereitung von Kräutertees. Den Spitzwegerichtee trank ich genau sechs Monate und ich glaube heute, dass er mir dabei behilflich war, die Grundlage für meinen Verzicht der Asthmamedikamente zu legen. Die Abheilung der Schleimhäute der Bronchien ist eine wichtige Aufgabe im Heilungsprozess des Asthmatikers, die am besten mit Heilkräutern geschieht. Nach etwa sechs Monaten verspürte ich kein Bedürfnis mehr nach dem Spitzwegerichtee. Heute trinke ich ihn nur noch ganz selten.

Allergiker, die Spitzwegerichtee nicht vertragen, sollten es mit Thymian und anderen Kräutertees probieren. Ein Kräutertee ist immer dann angemessen, wenn er die Beschwerden erleichtert. Aber Vorsicht, es gibt auch hier Als-Ob-Sympthome. Das Abhusten von Schleim kann nämlich einerseits eine wirkliche Erleichterung sein und den Tees zugeschrieben werden, es kann andererseits aber auch eine allergische Reaktion auf den Kräutertee signalisieren. Am besten findet man die richtige Teesorte für sich heraus, wenn man an einem Sonntag einmal auf das Frühstück verzichtet, und zwei Tassen des jeweiligen Krautes zu sich nimmt.

Huflattich, der oft in alten Büchern für Lungenleiden empfohlen wird, hat übrigens Nebenwirkungen auf die Leber. Ich rate deshalb von seinem Genuss – geraucht oder getrunken – ab. Wenig sinnvoll ist auch das Trinken von Fertigmischungen, die Süßholz enthalten. Süßholz ist schimmelanfällig und kann allergische Reaktionen auslösen. Wer es trotzdem mal mit einer Kräuterteemischung ausprobieren will, dem empfehle ich den Yogitee ”Atem” aus dem Bioladen.

Anfang Februar 2001 hatte ich schon mehrfach versucht, meine atemwegserweiternden Medikamente abzusetzen. Es klappte einfach nicht so recht. Immer wieder hatte ich Atembeklemmungen. Bei einer Besuchsfahrt zu den Eltern meiner Freundin nach Cochem an der Mosel war es wieder einmal so weit. Ich hätte eigentlich inhalieren müssen, entschied mich aber zunächst dafür, etwas zu trinken. Da die Wasserflasche jedoch im Kofferraum lag, griff ich zu einer saftigen Blutorange, die ich mir aus dem Bioladen mitgebracht hatte. Nach dem Genuss der Orange – ich befand mich bereits wieder im Gespräch mit meiner Freundin – fragte sie mich erstaunt, wieso ich denn nun keine Atembeklemmung mehr hatte. Ich war begeistert. Ich konnte es mir selbst nicht erklären und hielt die Vermutung meiner Freundin, es hätte an der Orange gelegen, für eher unwahrscheinlich. Dennoch war ich offen für diese Überlegung. Heute weiß ich aufgrund meiner Studien der Orthomolekularen Medizin, also der Lehre von den Heileffekten von Vitaminen und Mineralstoffen auf den Körper, dass Zitrusbioflavonoide und Vitamin C allergische Reaktionen unterbinden können.

Vom besagten Tag an aß ich jeden Tag Bio-Orangen. Leider ging dies nur für den Zeitraum der Orangenernte. Ich stellte außerdem fest, dass gespritzte Orangen keinen fördernden Gesundheitseffekt haben und Orangensäfte aufgrund des hohen Fruchtzuckergehaltes eher zur Verschleimung beitragen als diese zu lösen. Mit den Bio-Orangen hatte ich den ersten Beweis, dass ich durch Nahrungsumstellung meinen Gesundheitszustand verbessern konnte. Von nun an aß ich jeden Tag zwei bis drei Orangen - und zwar vor allem immer dann, wenn ich eigentlich mein Atrovent hätte inhalieren müssen.

Da ich weiß, dass es den einen oder anderen unter meinen Lesern gibt, der eine Orangenallergie hat, möchte ich kurz darauf hinweisen, dass andere pflanzliche Flavonoide ähnliche Wirkungen haben können. Ich werde später darauf zurückkommen.

Da ich ohnehin etwas Übergewicht hatte, entschloss ich mich, morgens auf mein Butterbrot zu verzichten und anstelle dessen Orangen zu mir zu nehmen. Kalorientechnisch reichte mir dies jedoch nicht aus. Ich wurde schlichtweg nicht satt. Als andere Frucht schien mir die Banane mit hohem Kalzium- und Kaliumgehalt ideal. Jedoch vertrug ich Bananen nicht. Außerdem hatten sie eine Kreuzreaktion mit Haselnusspollen und die fliegen im Februar und März besonders stark.

Eine Hörspielkassette von Hans Grünn[3] mit dem Titel "Asthma heilen" brachte mir den entscheidenden Hinweis. Diese Kassetten, die es auch für Stressbewältigung und das Erlernen von Entspannungsmethoden in unzähliger Anzahl gibt, hatte ich mir im Internet bestellt. Hier bekam ich den entscheidenden Hinweis auf das Vitamin B 12 und seine Heilerfolge bei Kindern. Kinder, die unter Allergien leiden, können oft nach der viermaligen intramuskulären Gabe (also der "Pospritze") von

[3] Vergleiche Ausführungen zu diesem Punkt später

1000uq/Woche von erheblichen allergischen Beschwerden befreit werden. Diese Information war mir neu. Ich wusste zu diesem Zeitpunkt nicht, dass Ärzte wie Apotheker Nahrungsergänzungsmitteln, wie Vitamine allgemein genannt werden, eher ablehnend gegenüber stehen. Auch die Pharmaindustrie verdient nicht wirklich an den billig herzustellenden Vitaminen, die im Gegensatz zu den meisten chemischen Medikamenten, Heilerfolge und Linderung ohne Nebenwirkungen ermöglichen. Dies ist zumindest meine Erfahrung und die Meinung der kleinen Anzahl von Ärzten, die auf dem Gebiet der Orthomolekularen Medizin tätig sind.

Die Einnahme von Vitamin B 12 führte auch bei mir zu jenem Erfolg, der endgültig die Einnahme von Atrovent® überflüssig machte und die Reduzierung von Pulmicort® auf eine Inhalation alle zwei Tage über einen Zeitraum von 2 Monaten erlaubte. In der Apotheke ist B 12 rezeptfrei erhältlich. Ich selbst habe mit der Einnahme von Vitasprint® Trinkampullen begonnen, die ungefähr 16 Euro á 12 Ampullen kosten.[4] Diese Trinkampullen nahm ich entgegen der im Faltblatt vermerkten Empfehlung vier Wochen lang täglich. Die Einnahme von Vitamin B 12 reduzierte meine allergischen Beschwerden. Endlich sollten meine Bemühungen erstmals belohnt werden, der Verzicht der täglichen Einnahme von Atrovent – ein lang ersehntes Ziel auf dem Weg der schrittweisen Gesundung – war erreicht. Dem interessierten Leser sei schon an dieser Stelle mitgeteilt, dass eine

[4] Die Ausführungen zur orthomolekularen Medizin in einem späteren Kapitel werden das Vitamin B 12 noch ausführlich behandeln.

Überdosierung von Vitamin B 12 nach wissenschaftlichen Erkenntnissen keine negativen Folgen hat. Nicht benötigtes Vitamin B 12 wird durch den Urin ausgeschieden.

Die Einnahme von Vitamin B 12 ermöglichte den morgendlichen Verzehr von einer Apfelsine und einer Banane. Ich empfehle, beides unbedingt aus dem Ökoladen zu beziehen. Ansonsten würden die gespritzten Früchte auf Dauer eher schädlich auf den Körper wirken. Auf Reisen oder im Hotel ist ausnahmsweise der Genuss von – diesen beiden – gespritzten Früchten erlaubt, soweit sie für Sie dann überhaupt noch genießbar erscheinen.

Seit meinem Entschluss im Januar 2001, auf Asthmamedikamente soweit wie möglich verzichten zu wollen, hatte ich allerhand für meinen Körper getan: der Verzicht auf jegliche Art von Genussmitteln, die Einführung einer Früchtemahlzeit anstelle des Frühstücks und die Einnahme von Vitamin B 12 und des homöopathischen Mittels Asthma-Gastreu hatten es mir ermöglicht, meinem Ziel erheblich näher zu kommen.

Die ersten Schritte hatten - obwohl sie doch eher bescheiden waren – zu einer grundlegenden Veränderung meines allergisch bedingten Asthmas geführt, und das, obwohl – wie bereits geschildert – ich unter vielen Allergien litt und seit meiner Kindheit auf Asthmamedikamente angewiesen war. Diese Erfolge geben Anlass zu einer Interpretation nach medizinisch-konservativen Gesichtspunkten.

3. Häusliche Voraussetzungen – förderlich für den Heilprozess

Wie auch von der herkömmlichen Medizin sinnvoller Weise gefordert, lebte ich seit meiner Pubertät in einem sanierten Zimmer. Im Klartext bedeutete dies den Verzicht auf Teppichböden, schwere Vorhänge und Staubfänger. Ich hatte mir auch bereits eine Matratze angeschafft, die keine Federn enthielt. Ende März 2001 bekam diese Matratze nun einen Überzug aus dem Sanitätshaus, der Hausstaubmilben abhält. Ich verfügte bereits über *allergikergeeignete* Bettwäsche. An dieser Stelle sei darauf hingewiesen, dass allergikergeeignet nicht unbedingt bedeutet, dass sich hier Hausstaubmilben nicht wohl fühlen. Einige Hersteller begnügen sich mit dem eigentlich selbstverständlichen Hinweis, dass ihre Waren gewaschen werden können. Dies reicht in der Regel jedoch nicht aus, um wirklich gegen die Hausstaubmilben gefeit zu sein. Man sollte sich deshalb genau über die verwendeten Materialstoffe informieren.

Im März 2001 schaffte ich mir nun außerdem einen Luftfilter an, der mich vor Pollen und kleinen Staubteilchen schützen sollte. Darüber hinaus besorgte ich mir Keramikbehälter, die an die Heizkörper gehängt werden können und so während der Heizperiode für ausreichend Feuchtigkeit im Zimmer sorgen. Trockene Schleimhäute können bei Allergikern Probleme hervorrufen, weshalb auch im Winter Räume zwar aufgeheizt, aber nicht überheizt werden sollten. Trockenheit in Mund und Rachen sollte mit dem rezeptfreien Vitamin B5-Präparat Bepanthen® von Roche begegnet werden. Halsschmerztabletten sind nicht nur die teurere Lösung sondern bringen oft auch nicht den gewünschten Effekt.

Meine Probleme mit Luftbefeuchtern, von denen ich zahlreiche ausprobiert habe und die alle funktionsuntüchtig waren oder schnell kaputt gingen, bringen mich zur Formulierung der Empfehlung, von elektrisch betriebenen Luftbefeuchtern grundsätzlich abzusehen. Die in Kaufhäusern erhältlichen Keramikbehälter erfüllen durchaus ihren Zweck, auch wenn peinlichst genau darauf geachtet werden sollte, dass sie regelmäßig gereinigt werden, da sich sonst Schmutzstoffe und Bakterien ausbreiten können.

Neben einem sanierten Zimmer sorgte ich dafür, dass ein hausstaubmilbengeeigneter Staubsauger der Firma Miele ins Haus kam. Staubsaugen war mir immer ein Gräuel und schon die einmal wöchentliche Aussetzung des durch den Staubsauger aufgewirbelten Staubes kann für einen Allergiker zu einem Anfall führen. Dies gilt besonders im Heilprozess, während dem man unnötige Belastung mit Allergenen unbedingt vermeiden sollte. Die Staubsauger von Miele der 500er Serie eignen sich besonders für Haushalte mit Allergikern, da alle Modelle dieser Serie in der Lage sind, spezielle Hepa-Filtertüten aufzunehmen, die den Allergiker vor der Allergenbelastung schützen. Trotzdem sollte der Allergiker das Staubsaugen nach Möglichkeit nicht selber durchführen, da selbst durch diese feinen Filter Staub aufgewirbelt werden kann. Geht es trotzdem nicht anders, so ist die Verwendung eines medizinischen bzw. handwerklichen Mundschutzes angebracht. In extremen Fällen kann – um Rückfälle bei starken Hausstaubmilbenallergikern um jeden Preis zu vermeiden, das Tragen einer preiswerten Gasmaske – z.B. aus alten NVA-Beständen – sinnvoll sein. Dann sollten aber eventuelle Mitbewohner vor dem recht abenteuerlichen Aussehen des Trägers einer solchen Maske gewarnt werden.

Eine besonders schmerzliche Bekanntschaft habe ich übrigens einmal mit Toilettensteinen gemacht, die furchtbar in Mode gekommen sind. Fast in jedem Haushalt findet man einen solchen Stein zum Befestigen am Toilettenrand. Er riecht nach Zitrone und enthält in Wirklichkeit ätzende und irritierende Stoffe, die einen dann im Toilettenraum begrüßen. Eines Tages bekam ich einmal einen solchen Toilettenstein ohne mein Wissen in meine Toilette gehängt – was dazu führte, dass bei der nächsten "Sitzung" mein rechtes Auge so zuschwoll, dass ich in die Augenklinik fahren durfte. Ein antiallergisches Mittel brachte die ersehnte Ruhe wieder und ich möchte meinen Lesern empfehlen, sich von solchen Steinen oder Flüssigkeiten zu trennen, selbst wenn sie diese regelmäßig benutzen. Je weniger Ihr Organismus irritiert wird, desto mehr aktiviert Ihr Körper seine eigene Heilkraft.

Neben dem Schlafplatz und der Wohnung ist sicherlich die Kleidung einer der wichtigsten Punkte, der zu einer

Gesundung beitragen kann. In der Heilungsphase empfehle ich dem Allergiker entsprechend der gängigen Farbenlehre möglichst keine schwarze Kleidung zu tragen, dafür eher helle Töne. Viel wichtiger ist aber die Art des Waschmittels, die sie zur Reinigung ihrer Wäsche verwenden.

Nachdem ich meine diversen Asthmasprays abgesetzt hatte (mit Ausnahme des Cortisons) war ich auf alle allergieerregenden Stoffe äußerst empfindlich. Dies galt besonders auf Parfüms, Haarwaschmittel und Waschmittel für Kleidung. Persil sensitive ist eine zufriedenstellende Alternative und ich empfehle das Mittel mit gutem Gewissen meinen Lesern. Ich empfehle auch alle neuen Kleidungsstücke zunächst mit diesem Waschmittel zu behandeln, um tränende Augen oder Hautreizungen zu vermeiden.

Was Parfüms oder Haarwaschmittel angeht, so sollte jeder selbst entscheiden, welche Mittel für ihn am besten geeignet sind. Die Serie Weleda, die es im Ökoladen oder in der Apotheke gibt, enthält teilweise Produkte, auf die ich zurückgreife. Aus dem Ökoladen beziehe ich mein Shampoo, das in der Zeitung Ökotest mit sehr gut bewertet worden ist und auch bei mir eine sehr gute Verträglichkeit hat.

Insbesondere von der Verwendung von Haarsprays und Haarschaum – selbst aus dem Ökoladen – möchte ich meinen Lesern abraten. Und auch hier gilt – wer gesund sein will muss leiden. Mit alten Gewohnheiten habe ich gebrochen. Das gilt übrigens auch für Pelzmäntel, die oft mit Eitelkeit und Stolz getragen werden und viele jener Milben enthalten, die dem Allergiker das Leben schwer machen – vor allem, wenn sie schon ein paar Jahre alt sind.

3.1. Exkurs: Hausfilteranlagen

Regelmäßig werden sogenannte Wärmerückgewinnungsanlagen für Wohnhäuser und Hotels als sehr allergikerfreundlich angepriesen. Es handelt sich dabei in der Regel um Anlagen, die in Häusern mit Dreifachverglasung angebracht werden. Diese Anlagen funktionieren so, dass sie die (warme) Luft aus den Räumen absaugen und wieder zurückfließen lassen. Dabei gibt es jedoch keinen Schutz vor Bakterien und Pilzen, die in den Lüftungskanälen ein Zuhause finden können. Außerdem wird oft noch Luft von außen angesaugt, sodass dann zusätzlich Bakterien und Pollen im ganzen Haus verteilt werden. Ich werde hierauf gesondert im Zusammenhang mit dem Absetzen von Cortison eingehen, möchte aber meinen Lesern schon jetzt empfehlen, Räume mit solchen Anlagen zu meiden, bzw. die Anlagen in den eigenen vier Wänden abzustellen und regelmäßig zu lüften. Die Schleimhäute des Asthmatikers sind besonders empfindlich für die Besiedelung mit Keimen, sodass man sich nicht einem solchen Luftgemisch aussetzen sollte. Warum eine solche Anlage allergikerfreundlich sein sollte (z.B. werden so niederländische Hotels angepriesen, die eine solche Anlage besitzen) ist mir schleierhaft, denn das Gegenteil ist der Fall.

Die Sanierung des Schlafplatzes, die Verwendung des richtigen Waschmittels und der Verzicht auf Haarspray und Haarschaum sind wichtige Maßnahmen im Prozess der Heilung. Ich selbst konnte durch diese Maßnahmen meinen Heilprozess immer wieder vorantreiben. Von entscheidender Bedeutung ist es, die Zeiträume zwischen den Rückfällen des Allergikers immer längerfristiger zu gestalten, um schließlich dem Körper Gelegenheit zu geben, von selbst wieder in die Balance zu geraten. Die Giftstoffe in unserem Haushalt sind dabei jene, die wir noch am besten kontrollieren und reduzieren können. Viel schwieriger ist es da bei den Giftstoffen in unserer Nahrung, derer wir uns meist gar nicht bewusst sind.

4. Die Nahrung sei deine Medizin!

Einen Monat war ich nun "asthmasprayfrei". Es war unglaublich. Ich hatte seit meinem 16. Lebensjahr nicht ohne meine Asthmasprays durchschlafen können und konnte nun plötzlich aufgrund einer geringfügigen aber konsequenten Speiseplanänderung sowie der täglichen Einnahme von Asthma Gastreu ohne mein Asthmaspray auskommen. Natürlich sollte ich anfänglich auch einmal einen Rückfall erleiden. Aber schon bald konnte ich auf mein Asthmaspray ganz verzichten.

Mir war jedoch klar geworden, wie viel die Ernährung mit meiner Gesundheit zu tun hatte. Und ich hatte langsam wieder ein Gefühl dafür erlangt, was mein Körper zu sich nehmen wollte. So gab es nun allabendlich eine Salatgurke, die ich früher nicht einmal im Traum hätte verzehren wollen. Mein Tagestee war der Pfefferminztee geworden und ich verstand, dass das Prinzip "Nicht weglassen, sondern ersetzen" gerade bei Suchtmitteln wie Kaffee oder Süßigkeiten die richtige Vorgehensweise war: Ich reduzierte meinen Zuckerkonsum durch den Verzehr von Obst und probierte eifrig aus, welche Obstarten denn nun für mich geeignet waren. Nicht alle konnte ich zu diesem Zeitpunkt vertragen, aber der Tausch: Obst gegen Zucker, Pfefferminztee gegen Kaffee und Fruchtsaft bzw. Wasser gegen Alkohol veränderte meinen Speiseplan zusehends.

Ich wollte gesund werden und war weiterhin bereit alles zu tun, um mein Ziel zu erreichen. Bereits zu dieser Zeit war mir etwas über den Charakter von Allergien, von Asthma Bronchiale, ja von vielleicht allen chronischen Krankheiten bewusst geworden:

Allergien wollen unterhalten werden. Dies hört sich etwas merkwürdig an, aber ich bitte den Leser mir einmal in diesen Gedankengang zu folgen, denn er offenbart, wie wichtig die Suche nach neuen, nach weiteren Heilmethoden ist, um sich vom Asthma Bronchiale zu befreien. Die Unterhaltung der Allergie im Heilprozess bedeutet nämlich nichts anderes, als dass es zu immer neuen "Umstimmungen" des Körpers kommen muss, damit es zu einer wirklichen Heilung kommen kann. Genau wie Allergien im Körper entstehen, indem Reizstoffe und Giftstoffe ständig und in unterschiedlicher Art und Weise auf ihn einwirken, genauso schrittweise bauen sich die Allergien auch wieder ab. Aber: Es gibt einen allergieanfälligen Körper und einen, der es nicht mehr ist, obwohl er noch allergisch reagiert.

Die Umstimmung des Körpers, nicht mehr allergieanfällig zu sein, z.B. durch die oben bereits dargestellten Schritte des Einsatzes von Orangen, Vitamin B12 und das Weglassen von Drogen wie Alkohol und Koffein bzw. Teein hatte dazu geführt, dass mein Körper keine neuen Allergien aufbaute. Doch der Abbau der Allergien musste begleitet sein durch immer neue Maßnahmen der Umstimmung.

In der Heilpraktik bezeichnet man z.B. die Eigenbluttherapie als Maßnahme zur Umstimmung. Bei dieser Therapie wird dem Patienten in regelmäßigen Abständen (ca. 1 x pro Woche) eine Injektion des eigenen Blutes zugeführt, wodurch der Körper auf das Blut reagiert und so gegen sich selbst "geimpft" und umgestimmt wird.

Der Körper des Allergikers ist jedoch sehr sensibel und bedarf einer ganzen Reihe von Umstimmungen. Ein überzeugter Kaffeetrinker wird durch den Verzicht von Kaffee und den Genuss von Pfefferminztee dem Körper nicht nur dazu verhelfen, dass er sich wieder auf seine eigentlichen Probleme konzentrieren kann, die sonst durch den Reiz, den der Kaffee auslöst, übertüncht wird. Der Körper wird auch merken, dass neue Zeiten angebrochen sind. Auch deshalb ist es für den Asthmatiker so unendlich wichtig, so manche liebgewonnene Gewohnheit zu verwerfen, auch wenn es noch so schwierig erscheint.

Gesundheit bedarf einer Entscheidung des Kranken, gesund sein zu wollen und dafür bereit zu sein, Ungesundes gegen Gesundes zu tauschen, wann immer das notwendig ist. Es sind die Erfolge, die einem solchen Vorgehen Recht geben, vor allem, wenn es maßvoll und schrittweise erfolgt.

Ich war noch lange nicht am Ziel, aber ich konnte auf meine Asthmasprays weitgehend verzichten. Dennoch brauchte ich neue alternative "Maßnahmen", die die Umstimmung meines Körpers vorantrieben und mir im Falle eines Falles, in dem das Vitamin B 12 und eine

Orange nicht wirkten, alternative Maßnahmen zu treffen. Außerdem wollte ich das "Plateau" meines Gesundheitszustandes in Hinsicht auf meine Atemprobleme ausbauen, um sicher gehen zu können, dass die Besserung unumkehrbar blieb.

Ich begann, mich weiter mit Fragen über Ernährung zu beschäftigen. Ein Besuch bei einem klassischen Homöopathen brachte mir zunächst keine weiteren Erfolge. Die Mittel, die er mir gab, überreizten meinen Körper. Man muss dazu wissen, dass homöopathische Mittel in der Regel dem Körper ein Signal geben und seine eigenen Heilkräfte zu lenken wissen. Ist der Körper jedoch schon ohnehin überreizt, ist es schwierig, die richtigen Mittel zu finden. Außerdem hatte ich mein Mischmittel, Asthma Gastreu, das ich nach kurzem Aussetzen wieder einnahm, und das ich ab April auch nur noch einmal in der Woche benötigte. Es wirkte hervorragend.

Der Homöopath hatte mir jedoch auch von einer Blutgruppendiät berichtet. Und obwohl ich der Idee, dass jede Blutgruppe unterschiedliche Essgewohnheiten haben sollte, um den Körper optimal mit Nährstoffen versorgen zu können, eher skeptisch gegenüber stand, entschloss ich mich, der Sache einmal nachzugehen. Schließlich war für mich nicht die Plausibilität einer solchen Idee (oder die schulmedizinische Beweisbarkeit) relevant, sondern nur ihre Auswirkungen auf meinen Gesundheitszustand.

Mit großem Interesse besorgte ich mir das Taschenbuch "Die 4 Blutgruppen – vier Strategien für ein gesundes Leben", das in der Serie Piper veröffentlicht worden ist. Mit einiger Neugier begann ich das Buch zu lesen. Direkt auf den ersten Seiten musste ich schmunzeln. Dort stellten die Autoren des Buches die Verhaltensweisen von Menschen der Blutgruppen A und O gegenüber:

"[Es](...) fiel auf, dass Patienten mit der Blutgruppe A eine eiweißreiche Kost, die reichlich Fleisch enthielt, schlecht bekam, es ihnen jedoch bei einer Diät, die pflanzliches Eiweiß wie Soja und Torfu enthielt, sehr gut ging. Bei diesen Personen führten Milchprodukte in der Regel zu reichlichen Schleimhautabsonderungen in den Nebenhöhlen und Atemwegen. Empfahl man ihnen, sich mehr körperlich zu betätigen, waren sie meist erschöpft und unwohl; wenn sie leichtere Formen der körperlichen Betätigung wählten, beispielsweise Yoga, so fühlten sie sich frisch und energiegeladen. Andererseits ging es Patienten mit der Blutgruppe 0, die eine Kost mit viel tierischem Eiweiß zu sich nahmen, sehr gut; sie fühlten sich durch körperliche Betätigung wie Jogging und Aerobic gestärkt."[5]

Wie es der Zufall wollte, hat meine Lebenspartnerin die Blutgruppe A, wohingegen ich die – verbreitete - Blutgruppe O besitze. Nachdem ich die oben zitierten

[5] D'Adamo, P. und Whitney, C.; 4 Blutgruppen, Piper: München 1997, S. 13

Zeilen gelesen hatte, konnte ich mir ein Schmunzeln nicht verkneifen. Meine Freundin und ich hatten uns bereits darauf eingestellt, immer zweimal zu kochen - so groß waren und sind die Unterschiede unserer Vorlieben bei den Mahlzeiten. Während sie gerne Milch, Käse und Gemüse, selten auch Geflügel zu sich nimmt, bin ich ein reiner Fleischfresser, der sich seit kurzem an Banane, Orange und Salatgurke gewöhnt hat. Den einzigen gemeinsamen Nenner haben wir bei Nudeln erreicht, zumal ich Reis ablehne. Die zweite Übereinstimmung betrifft unsere Freizeitaktivitäten. Da ich nämlich seit Sommer 2000 in zunehmendem Maße unter Herzrhythmusstörungen gelitten hatte, hatte ich vermehrt Sport gemacht, da ich zunächst dachte, es handele sich bei diesen Störungen (Fachmännisch *Paroxysmales Vorhofflimmern* genannt) um Stresserscheinungen. Ich fing also an, vermehrt zu joggen und versuchte meine Freundin zu überreden, mich zu begleiten. Obwohl sie meiner Einschätzung nach sportlich ist und gerne tanzt und Rad fährt, war ihr der Dauerlauf immer ein Gräuel und auch hier bestätigte sich die Idee der Charakterisierung der Blutgruppentypen.

Ich war nun zugegebener Maßen etwas verunsichert. Was würde passieren, wenn sich zeigen würde, dass die wenigen Sachen, die ich essen konnte, nun konträr zur Blutgruppendiät sein würden? Doch ich sollte überrascht werden. Meine bisherigen Ernährungsgewohnheiten verglichen mit der Blutgruppendiät sollten mir nun offenbaren, dass viele der Dinge, auf die ich allergisch reagierte, gemäß dieser Diät nicht für mich geeignet waren (was nicht heißen soll, dass deshalb eine allergische Reaktion "normal" sei.) Dennoch fand ich Gefallen an der Erklärung, dass der Blutgruppe 0-Typ dem des „Jägers" entspricht, der in der Tat ein Fleischesser ist.

Als leidenschaftlicher Wild- und Rumpsteak-Fan erfreute es mich zu lesen, dass genau diese Mahlzeiten als sehr bekömmlich für mich gelten mussten. Nur Schweinefleisch war gänzlich zu vermeiden. Gerade hatte ich mir also wegen der BSE-Krise angewöhnt, bei schnellen Mahlzeiten auf die Hand Schwein dem Rind vorzuziehen und dies schien nun ein Fehler zu sein.

Außerdem bemerkte ich keine allergischen Reaktionen nach dem Genuss von Schweinefleisch und lernte erst langsam, dass allergische Reaktionen auch erst nach bis zu 72 Stunden eintreten können und dass es unterschwellige Allergien gibt, auf denen alle anderen aufbauen.

Ich entschied mich dennoch, meinen Schweinefleisch-konsum einzuschränken und stoppte jeden Genuss von Milchprodukten. Ich entschied mich jedoch die Blutgruppendiät nicht ausschließlich zu befolgen, zumal ich auch auf einige Dinge, die für meinen Typus als sehr geeignet gelten, allergisch reagierte. Dass Orangen für die Blutgruppe 0 nicht geeignet sein sollen, kann ich bis heute nicht nachvollziehen, da ich Orangen regelmäßig zu mir nehme und ohne sie ein wichtiger Bestandteil meiner Lebensgewohnheiten fehlen würde. Also entschloss ich mich – wie ich es meinem geschätzten Leser auch empfehlen würde –

die Bausteine der Blutgruppen-Diät zu verwenden, die mir plausibel schienen und die nicht im Widerspruch zu einigen meiner bisherigen Heilerfahrungen standen.

Obwohl ich mich entschloss, mich nicht komplett an die Blutgruppendiät zu halten, war ich fasziniert von diesem Ansatz. Ich konnte nun viel mehr Verständnis für die unterschiedlichen Ernährungsgewohnheiten, die meine Freundin und ich hatten, aufbringen. Als leidenschaftlicher Hobbykoch war es mir in der Vergangenheit schwergefallen, nachzuvollziehen, warum Wild und Rind bei ihr auf Ablehnung stießen, obwohl sie Pute, Gans und Huhn sehr gerne aß.

Dennoch begann ich also, Schwein und Milch aus meinem Speiseplan zu nehmen und nun doch wieder – trotz BSE – vermehrt Rindfleisch zu essen. Ich ging dafür in einen Öko-Laden am Ort und bezog dort per Bestellung diverse Rindfleischprodukte. Dies war und ist ein teures Unterfangen, aber ich wollte sichergehen, meinem Körper die bestmögliche Ernährung zukommen zu lassen. Ich kochte auch weiterhin für meine Freundin Gemüse, während ich verstärkt zu Salaten und Obst griff. Neben den Orangen nehme ich mittlerweile auch sehr gerne Ananas zu mir. Erst nachdem ich damit angefangen hatte, konnte ich mir erklären, warum diese Frucht so günstig für chronisch Erkrankte ist. Aber davon später.

Auf Käse und Milch verzichtete ich nun ganz. Ich hatte vorher regelmäßig Joghurt, Pizza und Puddings zu mir genommen – alles Speisen, die nun radikal aus dem Speiseplan gestrichen wurden. Dies fiel mir zunächst recht schwer. Doch bereits nach 2 Wochen probierte ich erneut, einen Joghurt zu essen und bekam Atemprobleme. Zum ersten Mal. Mein Körper war plötzlich in der Lage, selbst zu wählen, was er essen wollte. Und so konnte er mir jetzt die richtigen Signale senden, was gut und was nicht gut für ihn war. So fing ich an, verstärkt auf meine Gelüste zu hören. Ich stellte fest, dass die Lust auf süße Früchte sich nicht durch Süßigkeiten stillen ließ, und dass ich das Verlangen nach einer Salatgurke nicht mit einer Brotmahlzeit ersetzen konnte. Plötzlich musste ich nicht mehr Diät halten, mein Körper signalisierte mir instinktiv, was er essen wollte und was nicht. Ich war jedoch mittlerweile völlig auf Öko-Kost umgestiegen, da ich die Fähigkeit, auf meinen Körper hören zu können nun nicht mehr verlieren wollte.

Ich mied vor allem Fertigsuppen und anderes Essen, in denen viel Glutamat oder andere Geschmacksverstärker enthalten sind, denn ich befürchtete, dass diese Zusatzstoffe das Gleichgewicht meines Körpers durcheinander bringen könnten. Ich las einige Bücher über die zahlreichen Farbstoffe, Trägerstoffe, Aromastoffe und Konservierungsstoffe, die unserer Nahrung zugesetzt werden. Bei Udo Pollmer, einem Autor, der sich unter anderem mit Nahrungszusatzstoffen beschäftigt, fand ich dann heraus, dass der morgendliche Aufschnitt vom Metzger zahlreiche Zusätze wie z.B. auch Maisstärke enthält. Ich musste mich also von meiner Salami trennen und aß von nun an zu meiner Orange und meiner Banane ein Croissant mit Butter. Zu diesem Zeitpunkt hatte ich herausgefunden, dass mir Butter im Gegensatz zu

Pflanzenmargarine gut bekommt. Dass in Salami und anderer Aufschnittwurst Mais enthalten war, schockierte mich. Ich hatte immer gerne Aufschnitt gegessen und meine Atemprobleme nie auf die Salami zurückgeführt. Später sollte ich lernen, wie schlecht auch die Konservierungsmittel, vor allem die sogenannte Ascorbinsäure, ist. Sie ist besonders in den Lebensmitteln enthalten, die in Dosen abgefüllt sind, aber manchmal auch frisch verkaufter Ware beigesetzt. Jedoch handelt es sich hierbei nicht um die chemische Form des Vitamin C, die ebenfalls Ascorbinsäure genannt wird, sondern lediglich um eine chemisch ähnliche Formel, die aber die Aufnahme von Vitamin C im Darm behindert. Ich wusste zu diesem Zeitpunkt noch nichts über die stark entzündungsheilenden Kräfte des Vitamin C und über den Schwindel, der mit dem Konservierungsmittel "Ascorbinsäure" betrieben wird.

Mir wurde jedoch klar, dass sich Mais in vielen Lebensmitteln, Tabletten und selbst in Süßspeisen und Puddings befindet, sodass ich vorsichtig sein musste. Hinter dem Hinweis "pflanzliches Öl", Glukosesirup oder pflanzliche Fette können sich oft Maisprodukte verbergen, die meinen Gesundheitszustand nur unnötig verschlechtern. Ich blieb also bei meinem Einkauf im Ökoladen, musste aber auch hier auf die Aufschnittwurst verzichten. Eine Zeitungsmeldung bestätigte mich bald in meinen Maßnahmen zur Vermeidung von Mais: man hatte nämlich festgestellt, dass genetisch veränderter Mais, der als Viehfutter hergestellt und verwertet wurde, ein sehr hohes allergisches Potential hat, d.h. bei vielen

Menschen zu Allergien führen kann. Gene dieses Maises, der in Kalifornien hergestellt wurde, hatte man bereits in mexikanischem Wildmais angetroffen, sodass man unweigerlich zu dem Entschluss kommen musste, dass genetisch veränderte Pflanzen die Art der natürlichen Pflanzen zu wachsen und zu gedeihen beeinflussen. Auf gut deutsch war also auch der deutsche Mais vor der zusätzlichen allergisierenden Wirkung nicht mehr gefeit. Zum ersten Mal begann ich, auch über die Rechtmäßigkeit der genetischen Veränderung von Pflanzen nachzudenken.

Durch das nun bewusste Auslassen auch des versteckten Maises und der Zusatzstoffe (auch oft mit E und einer Ziffer auf den Lebensmitteln gekennzeichnet) Glutamat und Ascorbinsäure verbesserte sich mein Gesundheitszustand soweit, dass ich ab Mai 2001 kein Asthmaspray mehr benötigte. Die einzige Medikation war nun mein Cortison-Inhalat und die einmal wöchentliche Einnahme des Homöopathikums Asthma Gastreu.

Ich hatte darüber hinaus weiter gelesen und studiert und war zu der Erkenntnis gelangt, dass meine Allergien insgesamt auf vier Grundallergenen basierten, die mir selbst früher jedoch keine Probleme gemacht hatten, die mir aber jetzt, nachdem ich mich gesund ernährte, deutliche Signale in Form von Atembeschwerden sendeten.
Es handelt sich dabei um vier Bestandteile, die ich aus meinem Nahrungsplan auch heute noch weitestgehend gestrichen habe:

Abbildung: Allergien und ihre Grundsäulen nach Marcus Joachim Leyrer

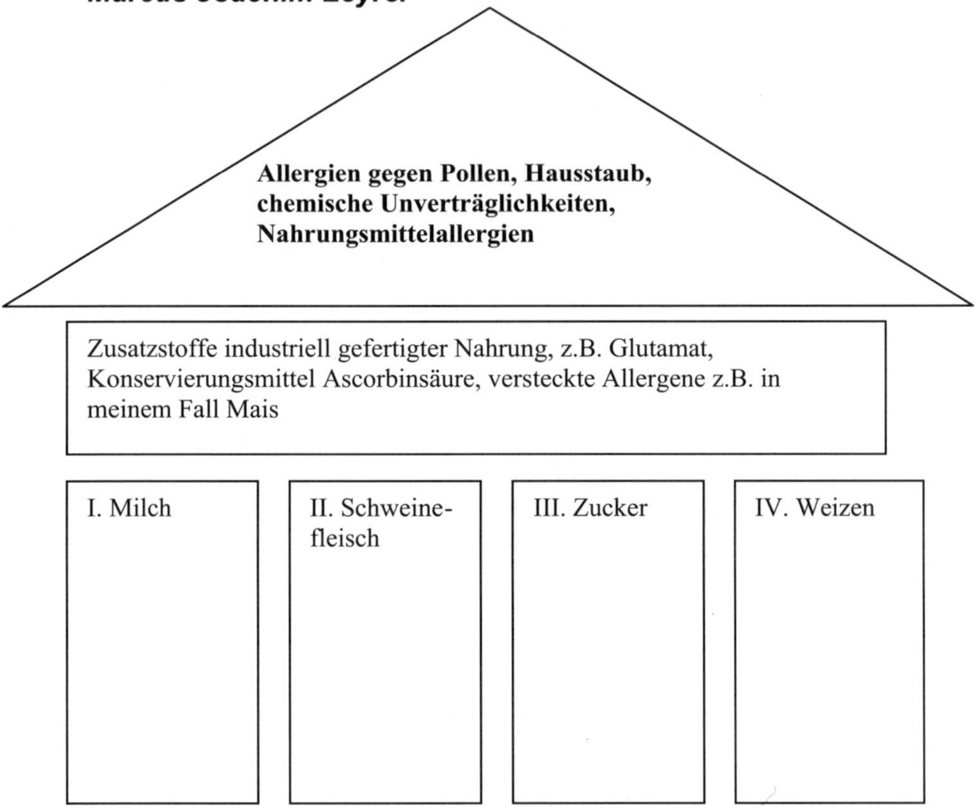

Wie aus der oben gezeigten Abbildung deutlich wird, waren es die vier Nahrungsmittel Milch, Schweinefleisch, Weizen und Zucker, die auch allgemein von einigen Heilpraktikern und Autoren als die Allergieauslöser schlechthin verstanden werden. Das

Tückische ist nur, dass der Patient erst weiß, dass er seine Allergien diesem Quartett zu verdanken hat, wenn er sie eine Zeit lang aus seinem Körper verbannt, indem er seinen Speiseplan ändert.

I. Die Milch

Ich halte die Milch für den problematischsten Ernährungsbaustein. Sie stellt auch deshalb die erste Säule des Allergietempels dar. Milch kann schon bei Kindern, den so genannten "Milchschorf" auslösen. Viele Allergiker litten als Kinder unter Milchschorf und sollten dies als Indiz nehmen, Milch dauerhaft und in jedweder Form (Joghurt, Pudding, Quark, Frischkäse, Milch, Kakao, Milcheis, etc...) zu meiden. Oft ist Allergikern nicht bewusst, dass sie gegen Milch allergisch sind. Dennoch ist die Milch meiner Ansicht nach die Nummer eins der allergieauslösenden Substanzen.

II. Schweinefleisch

Schwein, ob in Schnitzelform, als Wurstkonserve oder in einem Burger ist für Allergiker ebenfalls einer jener Grundstoffe, die andere Allergien auslösen können. Es ist nicht ganz so aggressiv wie die Milch, sollte aber unbedingt gemieden werden. Gerade in Zeiten der BSE-Krise fällt dies natürlich dem einen oder anderen schwer, gilt Schwein doch eigentlich als sichere Alternative zu Rindfleisch. Die gewünschte Erlösung von den zahlreichen Allergien zwang mich jedoch zum totalen Verzicht auf Schweinefleisch.

III. Zucker

Den Zucker zu ersetzen fiel mir persönlich am leichtesten, da ich gerne auf die zahlreichen honiggesüßten Riegel aus dem Öko-Laden zurückgriff. Außerdem konnte die fruchteigene Süße von reifem Obst das Bedürfnis nach Zucker stillen. Zuckerhaltige Getränke wie Cola und Fanta sind zu meiden. Einmal wegen ihres Zuckergehaltes, dann aber auch wegen ihrer Farbstoffe und wegen des Koffeins der Cola. Der gelbe Farbstoff der Limonade ist besonders schädlich. Ich habe Fanta über viele Jahre leidenschaftlich gerne getrunken und war mir nicht bewusst darüber, wie wenig ich sie eigentlich vertrage. Heute bin ich ein ausgesprochener Wasserfan und ich empfehle Fruchtsäfte bzw. Wasser ohne Kohlensäure zum Stillen des Durstes.

IV. Weizen

Weizen ist ebenfalls eine der Allergiesäulen, auf der die übrigen sonstigen Allergien wie Pollen und Hausstaub basieren. Er ist meiner Ansicht jedoch nicht so radikal in seiner Auswirkung. Individuell sollten sich meine Leserinnen und Leser mit ihrem jeweiligen Köper beschäftigen und selbst herausfinden, wann der richtige Zeitpunkt ist, wieder Weizen zu sich zu nehmen und in welchem Umfang dies geschehen sollte. Gewarnt sei vor vielen Fertigbroten oder aber auch Bäckerbroten, die nicht nur Weizen, sondern auch Soja und Malz enthalten. Die beiden letzten Zusatzstoffe haben ebenfalls ein nicht unbeträchtliches Allergiepotential. Wenn Weizen verzehrt wird, so sollte es meiner Ansicht nach mit “entsprechenden Pausen”, d.h. nicht täglich, geschehen.

An einem Tag Ende April war ich sehr zufrieden mit dem Zustand meiner Allergien. Ich schlief durch und hatte vollbracht, was ich niemals für möglich gehalten hatte: Ich hatte die Inhalation meines Asthmasprays auf 1 x monatlich reduzieren können. Ich richtete mich bei meiner Ernährung an die oben aufgeführte Tempelkonstruktion, und fühlte mich atemtechnisch gesehen prima. Wenn ich Weizen zu mir nahm, achtete ich immer darauf, dass ich z.B. ein morgendliches Croissant nicht täglich zu mir nahm, sondern nur jeden zweiten Tag. Und dies hatte seinen guten Grund. An einem Tag Ende April bekam ich Appetit auf Fisch. Eigentlich reagierte ich immer allergisch auf Fisch, doch nun hatte ich Hunger und besorgte mir ein Alaska-Seelachsfilet, das ich gegrillt zu mir nahm. Es schmeckte hervorragend und es bekam mir gut. Am nächsten Tag aß ich wieder von den Resten des Filets und bekam einen Hustenanfall. Ich war erstaunt. Ich wusste, dass es drei unterschiedliche Arten von allergischer Reaktion gab, von denen der letzte erst bis zu 72 Stunden später allergische Reaktionen aufwies. Dieser Typus war besonders tückisch, denn er ließ sich nicht leicht zurückverfolgen auf das eigentlich auslösende Allergen.

Aber wieso reagierte ich am zweiten Tag auf den Fisch allergisch, obwohl ich ihn am Tage zuvor vertrug? Es musste mit der wiederholten Einnahme der Mahlzeit zu tun gehabt haben. Von diesem Tag an achtete ich darauf, dass ich, wenn es sich um Nahrungsmittel handelte, auf die ich empfindlich reagiere, mindestens zwei Tage pausierte, bevor ich sie erneut zu mir nahm. Fisch aß ich nur einmal in der Woche und auch nur, wenn dies mein Körper verlangte. Gleiches probierte ich nach kurzer Zeit mit Karotten und Sellerie aus – zwei Gemüsesorten, auf die ich früher allergisch reagierte. Ich vertrug sie in Maßen gegessen prima. Die Nahrungsumstellung ermöglichte es mir bereits zu diesem Zeitpunkt wieder Dinge essen zu können, die ich früher von meinem Speiseplan aufgrund meiner allergischen Reaktionen hatte streichen müssen.

Es passierte jedoch etwas Seltsames, das nicht so recht in das Bild passen wollte. Ich bekam nämlich juckenden Ausschlag an Armen und Beinen, den ich vor langer Zeit einmal hatte und der nun wieder kehrte. Als ich eines Tages einmal einer *Mousse-au-chocolat* nicht widerstehen konnte, also Milch und Zucker zu mir nahm, blühte der Ausschlag richtig auf.

5. Vom Kreislauf der Allergischen Krankheiten: Neurodermitis, Asthma und Heuschnupfen im Wechselspiel

Ich war verwirrt. Wieso kam der Ausschlag ausgerechnet jetzt wieder, wo es mir atemtechnisch doch um so vieles besser ging als früher? Und wieso wurde der Ausschlag nach dem Genuss von Milchprodukten stärker, obwohl ich vorher, seit meiner Nahrungsumstellung auf Milchprodukte mit Atemnot, nicht aber mit Hautekzemen reagierte? Ich wurde nachdenklich.

Zunächst aber mussten die juckenden Stellen behandelt werden. Ich wusste damals Anfang Mai 2001 nicht, dass ich von dem Juckreiz nur wenige Wochen betroffen sein würde. Ich besorgte mir Nachtkerzenöl aus der Apotheke und schmierte mir damit Arme und Beine ein. Dies befreite mich von meinem Juckreiz, doch die Ekzeme blieben vorerst.

Nach der Lektüre einiger Bücher und der genauen Beobachtung meines Körpers wurde mir nach einiger Zeit bewusst, dass die von Allergien befallenen Organe wechseln können. In der Regel beginnt die Allergie im Kindesalter mit der andauernden Einnahme von Milch und Milchprodukten sowie Zucker und vor allem Limonade bei gleichzeitig mangelndem Verzehr von Früchten. Das zunächst befallene Organ ist die Haut. Oft wandert die Allergie dann – nach einer Verschlimmerung und Vervielfältigung der Allergien –

zunächst auf die Schleimhäute, z.B. Augen, schließlich in die Nasennebenhöhlen und dann auf die Bronchien. Hier entsteht ein Reizhusten ähnlich eines Raucherhustens, der schließlich zu einem Asthma Bronchiale führt, bei dem auf die unterschiedlichsten Lebensmittel allergische Reaktionen folgen. Eine allergische Reaktion kann also an den unterschiedlichsten Organen festmachen. Ist das Organ Haut betroffen, so ist Heilung einfacher und der Krankheitsprozess noch nicht so weit fortgeschritten. Je stärker aber die allergische Erkrankung fortschreitet, umso eher werden auch andere Organsysteme betroffen. Wie aus der unten dargestellten Abbildung I. deutlich wird, ist also von einer sich entwickelnden Verschlimmerung der allergischen Erkrankung auszugehen. Diesen Verlauf hat auch die Schulmedizin erkannt, aber den falschen Schluss daraus gezogen, nämlich dass die Therapie nur die Linderung der Problematik durch Medikamente beinhalten müsse bzw. maximal die Vermeidung der Allergene zum Ziel haben kann.

Dass der Prozess der allergischen Erkrankung einfach umgedreht werden kann, und zwar durch eine Reihe von Maßnahmen, die mit der Einnahme von Medikamenten im herkömmlichen Sinn nichts zu tun hat, fällt vielen Ärzten schwer zu akzeptieren. Erstens verdienen Allergologen vor allem an der Ausstellung von Rezepten und an Allergietestungen, wobei ich hier sicherlich nicht allen Allergologen unterstellen möchte, dass sie sich ihre Kranken halten, um ihre Praxis zu finanzieren. Das wäre sicherlich unrecht.

Abbildung I. Verlauf der allergischen Erkrankung

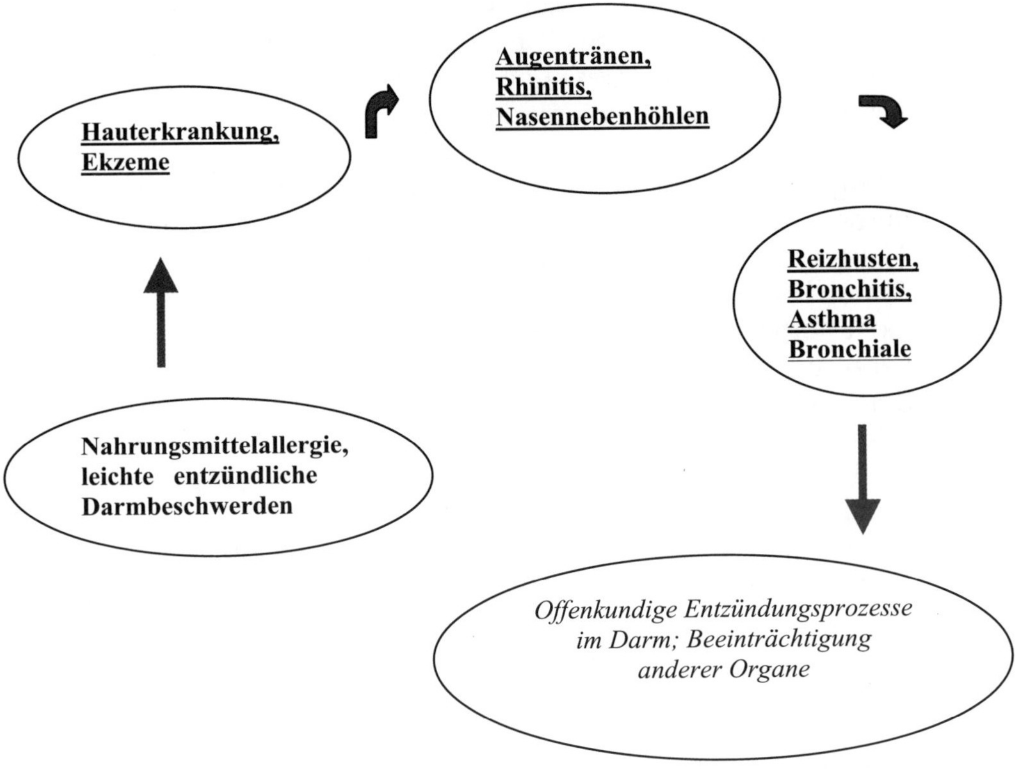

wie er Einfluss auf den Heilprozess nehmen kann und seine Mitwirkung, ohne die eine Heilung des chronischen Asthmas nicht möglich sein wird.

Was uns hier interessieren soll ist die Frage, warum ich also nach einer Verbesserung meiner

Atemsituation plötzlich im Mai 2001 an Hautekzemen litt, die ich lange Zeit nicht mehr gekannt hatte. Doch bevor ich eine eingehende Antwort auf diese Frage gebe, möchte ich noch die Rolle der Nahrungsmittelallergien und der Entstehungen der Allergien überhaupt untersuchen.

Allergien sind Entzündungen, die durch Kontakt, also durch Verzehr, Einatmen oder Berührung mit Allergenen entstehen. Allergene sind dabei in der Regel Proteine, d.h. Eiweiße, mit denen der Körper nicht fertig wird bzw. "zur Zeit" nicht fertig werden kann, da sein System überlastet ist. Dies kann schon bei Neugeborenen eintreten, nämlich dann, wenn die Eltern selbst mit Reizstoffen überlastet sind und ihr System aus der Balance geraten ist. Diese fehlende Balance drückt sich in fehlenden Nährstoffen aus, sodass das Kind durch die Muttermilch keine optimale Versorgung mit zum Beispiel der Gruppe von Vitaminen erhält, denen anti-entzündliche Wirkungen nachgesagt werden.

Wenn von Allergien gesprochen wird, werden oft zwei unterschiedliche körperliche Prozesse betrachtet. Zunächst die entzündliche, allergische Reaktion, die meines Erachtens mit der Unfähigkeit des Körpers, Proteine aufzuspalten, in Zusammenhang steht. Des Weiteren eine Unverträglichkeitsreaktion auf chemische Stoffe, Gase, Strahlung (z.B. auch Handys). Die Unverträglichkeitsreaktionen sind jedoch in der Regel eine Folge des allergischen Prozesses, sodass die Stabilisierung des Körpers nicht nur die Allergien reduziert, sondern auch die Unverträglichkeiten merklich vermindert.

In Band 2 werde ich diese Zusammenhänge noch einmal detailliert schildern, da ich sie für die Absetzung des Cortisons als eine der grundlegenden Voraussetzungen ansehe und in der Lage war, meine Darmflora so herzurichten, dass Nahrung, auf die ich früher allergisch reagierte, heute wieder auf meinem Speiseplan steht.

Hier sei nun schon einmal erwähnt, dass ich Nahrungsmittelallergien als Folge einer generellen Unfähigkeit der Darmflora und des Verdauungstraktes ansehe, Nahrungsmittel bzw. deren Proteine in Aminosäuren aufzuspalten. Hieraus leiten sich später die Unverträglichkeiten gegenüber Pollen, Hausstaub und anderen allergieerzeugenden Materialien ab, da der Körper insgesamt anfällig auf Proteine zu reagieren beginnt. Entscheidend ist dabei, dass Nahrungsmittel, deren Proteine im Darm durch Enzyme nicht ausreichend aufgebrochen werden können, aufgrund ihrer Größe Entzündungen hervorrufen. Was also als ein Enzymdefekt bezeichnet werden kann, führt zu allergieauslösenden Reaktionen, die sich der Körper merkt. Er wird auf das jeweilige Nahrungsmittel, das er einmal als allergieauslösend erkannt hat, wieder erneut mit einer Entzündung reagieren.

Für diese Theorie spricht, dass der Körper auch auf ähnliche Proteine ähnlich reagiert, sodass ein Haselnusspollenallergiker z.B. auch auf Bananen allergisch reagieren kann. Ist die Pollenzeit vorüber, kann sich dies schlagartig ändern.

Abbildung 2: Prozess der Gesundung bei einer gesundheitlichen Verbesserung des Allergikers

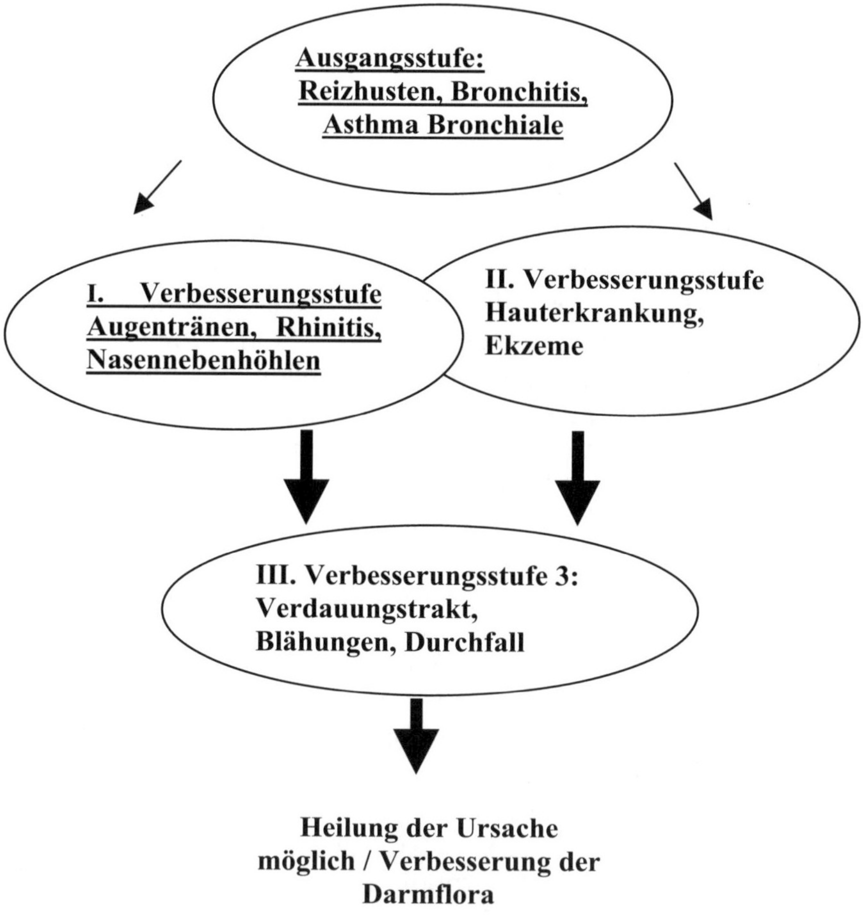

Entscheidend ist jedoch meiner Ansicht nach, dass alle Allergien ihre Ursache im Enzymhaushalt, d.h. vor allem im Darm haben. Ein gesunder Darm wird nicht zu Allergien führen oder besser gesagt, der Darm ist der Ursprung aller Allergien.

Wir sollten dazu die Abbildung 2 betrachten, um uns diese Systematik der Gesundung einmal bewusst zu machen.

Wenn also eine Besserung des Gesundheitszustandes des Asthmatikers sozusagen rückwärts zum Erkrankungsverlauf entsteht, musste dies bedeuten, dass meine Erkrankung der Haut nun ein Erfolg meine Bemühungen war, gesund zu werden. Zugegebenermaßen war ich nicht sehr erfreut über die juckenden Stellen meiner Haut und meine verstopfte Nase ärgerte mich zunehmend. Ich konnte kaum noch schlafen, nahm nun Nasensprays – eine sehr ungesunde Lösung, da die Sprays sowohl zur Gewöhnung als auch zur Austrocknung der Nasenschleimhäute führten.

Ich war zunehmend unsicher geworden. Mir war noch nicht klar, dass Allergien auf einer Fehlfunktion des Darms beruhten und ich hatte auch keine Indizien dafür, dass das Verdauungssystem Schuld haben sollte an meinen Allergien.

Doch wie so oft führte mich ein Zufall auf die Spur. Im Mai war ich bei der Lektüre einiger Bücher auf das Buch von Norbert Treutwein über das Selbsthilfe-

Programm bei Übersäuerung gestoßen. Da ich davon gehört hatte, dass viele chronische Erkrankungen wie Allergien, Rheuma, Arthritis und Magenerkrankungen mit einer Übersäuerung des Körpers zusammenhingen, verschlang ich das kleine Büchlein.

Ich stellte fest, dass die Empfehlung des Autors, nämlich viermal so viele Basenspender wie Säurebinder zu essen, meinen derzeitigen Ernährungsgewohnheiten entsprach. Säureerzeugend waren vor allem Zucker, Kaffee und Alkohol, die ich sowieso nicht mehr zu mir nahm. Vollkornnudeln aß ich ohnehin, sodass ich nur Fleisch als säureüberschusshaltiges Nahrungsmittel aß.

Übersicht: Basenlieferanten und Säurelieferanten nach Trautwein, eigene Ergänzung

Basische / Basenerzeugende Lebensmittel	Säureüberschüssig	Zu meidende Säureerzeuger
• Kartoffeln • Gemüse • Obst • Stilles Mineralwasser • Petersilie, Schnittlauch, Dill, Paprika	• Fleisch • Geflügel • Wild	• Zucker • Eis • Kuchen • Weißmehlprodukte • Kaffee Alkohol • Geschälte Getreideprodukte

Dennoch war ich überzeugt, dass das jahrelange ungesunde "Studentenleben", dass mich in viele Länder Europas geführt hatte und mir nie wirklich Zeit gelassen hatte, einen vernünftigen Ernährungsstil zu führen, nicht spurlos an meinem Säurehaushalt vorüber gegangen war. Ein Urintest sollte mir Recht geben. Trotz einer mittlerweile vernünftigen Ernährung war ich heillos übersäuert.

Da Säuren sich vor allem im Bindegewebe einlagern, war ich mir bewusst darüber, dass nur eine konsequente säurenvermeidende Ernährung zusammen mit einer gezielten Entsäuerung durch basenerzeugende Mineralien meinen Haushalt wieder ins Lot bringen würde. Nach einiger Suche fand ich das Produkt "REBASIT", das in Deutschland in der Apotheke vertrieben wird. Es enthält keine Spuren von Mais, sodass ich mit der regelmäßigen Einnahme begann. Jetzt erinnerte ich mich auch, dass gewisse allergische Reaktionen zu einem sauren Magen führen können, weshalb mir mein damaliger Allergologe einmal Antiazida verschrieben hatte, um das ungesunde Sodbrennen zu verhindern. Nach nur zwei Monaten Anwendung des *Rebasit*, das aus harmlosen Mineraliensalzen besteht, war nicht nur mein Säure-Basen-Gleichgewicht laut Urintest wieder hergestellt – ich kannte nun auch kein Sodbrennen mehr. Sollten sie zu dem Personenkreis von Allergikern zählen, die Antiazida verschrieben bekommen, so empfehle ich ihnen, *Rebasit* einmal auszuprobieren. Es sollte allerdings nicht unmittelbar vor oder nach dem Essen eingenommen werden, um zu verhindern, dass der Verdauungsprozess behindert wird.

In dieser Zeit entschloss ich mich, eine Darmreinigung vorzunehmen. Ich hatte gelesen, dass dies für Allergiker von Vorteil sein konnte, und ich wollte nun einige Tage fasten und gleichzeitig mit einem "Irregator", also einer Art Klistier, meinen Darm spülen.

Ich fand diesen Gedanken zunächst unangenehm. Insbesondere, als mir im Sanitätshaus das Plastikeimerchen mit einem roten Schlauch gezeigt wurde, war ich mir nicht ganz sicher, ob dieses Unterfangen eine solch gute Idee war. Ich kaufte ihn trotzdem und überwandt meine Scham beim Einkauf – schließlich ging es um meine Gesundheit.

Zu Hause begann ich zu fasten. Dies war nicht sehr sinnvoll und ich halte auch heute das Fasten für körperlich geschwächte Personen entgegen weitverbreiteter Ansichten unter Heilpraktikern und Ärzten für nicht gut. Die sanften, maßvollen Methoden sollten gewählt werden und keine Rosskuren! Dies gilt übrigens auch bei der Art der körperlichen Betätigung, denn alles, was übertrieben wird, schadet. Getrieben von diesen platonischen Gedanken, nämlich dass gut nur das ist, was maßvoll ist, beendete ich das Fasten nach nur einem Tag. Ich fühlte mich nicht wohl. Dennoch hatte ich die Darmspülung mit Hilfe des von mir erstandenen Irregators ausprobiert. Zufälligerweise hatte ich gerade unter etwas Atemnot gelitten und wollte jedoch erst "mein Programm" durchziehen, bevor ich zu Vitamin B12 griff. Die Darmspülung mit Wasser befreite mich jedoch von meiner Atemnot und ich hatte eine weitere Methode entdeckt, Atemprobleme zu *coupieren,* d.h. zu unterbrechen.

Und hierdurch hatte ich auch den unwiderruflichen Zusammenhang zwischen der Tätigkeit des Darms und auftretenden Atemproblemen entdeckt: die Darmspülung hatte nämlich nicht nur meine Atemunpässlichkeiten infolge des Fastens, d.h. der fehlenden Nahrung unterbrochen, sondern gleichzeitig für eine freie Nase gesorgt.

Ich kannte nun also, im Mai 2001, nur dreieinhalb Monate nach meinem Entschluss, um jeden Preis gesund zu werden und nur zwei Monate nach dem Absetzen der täglichen Einnahme meines Asthmasprays vier Methoden, mich vor Atemproblemen / einem Asthmaanfall zu schützen:

Sicherlich, nicht jedem meiner Leser mag es auf Anhieb gelingen, leichte Atemprobleme oder Atemunpässlichkeiten auf diesem Wege beizulegen. Dann sollten Sie natürlich Ihre normale Asthmamedikation zu sich nehmen, denn unser Ziel ist ja die Herstellung Ihrer Gesundheit und keine gefährlichen Experimente. Außerdem geht die Welt nicht unter, wenn Sie noch eine Weile Ihre Medikation weiter nehmen müssen. Auch ich musste mich immer wieder daran erinnern, dass ich 13 Jahre lang diese Asthmamedikamente verwendet hatte, sodass ich nun in einigen Wochen eine vollkommene Gesundung nicht erwarten konnte. Aber vielleicht gelingt es Ihnen, Ihre Probleme günstig zu beeinflussen, und dies wäre für den Anfang ja auch gar nicht schlecht. Aber noch einmal: Ich verteufele die Asthmasprays nicht, ich vertrete nur die Ansicht, dass das Ziel die Gesundung des Menschen und damit der Verzicht auf diese Medikamente sein sollte.

Tabelle: Methoden, einen Asthmaanfall zu coupieren, bzw. leichte Atemprobleme zu unterbrechen

	Methode	"Zubehör"
Einlauf	Einlauf mit kühlem Wasser zur Darmreinigung	Irrigator aus dem Sanitätshaus
Nahrungsergänzungsmittel	Einnahme von Vitamin B 12	z.B. Vitasprint in Ampullenform zum trinken
Nahrung	Verzehr einer Orange	Ungespritzte Orange (!!!) aus dem Ökoladen
Homöopathika	Einnahme von 15 Tropfen in einem Wasserglas	Asthma Gastreu von Reckeweg

Sicherlich sollte eine Darmspülung auch nicht täglich vorgenommen werden, da dies über einen langen Zeitraum auch nicht förderlich für eine intakte Darmflora ist. Ich jedenfalls profitierte sehr von diesen vier Methoden zur Coupierung von Anfällen und Unpässlichkeiten. Gerade am Anfang des Gesundungsprozesses schien es mir wichtig, meinem Körper zu zeigen, dass er eben auch ohne die Asthmasprays zurechtkommen konnte und umso mehr freute ich mich natürlich, dass die nebenwirkungsfreien Methoden ein ums andere Mal anschlugen.

Meiner Haut ging es ebenfalls zunehmend besser. Ich mied nun Milchprodukte erst Recht, da ich wusste, dass nur zwei bis vier Tage nach dem Verzehr eines Schokoladenpuddings ein unerträgliches Jucken beginnen würde, auf das ich nun wirklich keine Lust mehr hatte. Schritt für Schritt verschwanden die Ekzeme – zunächst am Ellenbogen und in der Armbeuge, dann an den Beinen. Es sollte jedoch noch bis August dauern, bis ich über keine Ekzeme mehr klagen musste.

Entscheidend für meinen Prozess der Gesundung von meinen Atemproblemen und von der Abhängigkeit von Asthmasprays war jedoch die Erkenntnis, die ich schon Anfang des Jahres durch die Einnahme des Vitamin B12 gewonnen hatte. Es stimmte meiner Meinung nach also nicht, dass Vitamine in ausreichender Menge in der Nahrung vorhanden sind, wie es die Medizin und die Medien immer wieder kundtaten. Mich interessierten nur die Fakten, und ich stellte fest, dass ich mit Vitamin B12 meine Probleme beheben konnte. Vielleicht war es mir also auch möglich, meinen Gesamtzustand durch den Einsatz von Vitaminen so zu stabilisieren, dass es mir bald immer besser ging.

Ich begann also mit dem, was ich in meiner langjährigen wissenschaftlichen Ausbildung an der belgischen Universität Louvain-La-Neuve und am Kölner Max-Planck-Institut vor allem gelernt hatte: strategisch, logisch und konsequent die Literatur zu einem Themenbereich zu erforschen, der für mich so wichtig sein sollte: Die *orthomolekulare Medizin* oder - die Lehre von den Vitalstoffen.

6. Vitamine: Heilsbringer in Pulverform

Das Studium der orthomolekularen Medizin, also der Lehre von den Nahrungsergänzungsmitteln führte mich bald zu einer Anzahl von Büchern über Vitamine, Mineralien, Spurenelemente und Aminosäuren. Ich war bereit, die Heilmittel auszuprobieren, die für Asthma bzw. für den Abheilungsprozess von Entzündungen – denn nichts anderes verursachen ja Allergien – von Bedeutung waren.

Unter Vitaminen versteht man eine Anzahl von lebenswichtigen Substanzen, die im Körper nicht oder nicht ausreichend aufgebaut werden können und deshalb mit der Nahrung als essentielle Nahrungsbestandteile aufgenommen werden müssen. In Deutschland empfiehlt die Deutsche Gesellschaft für Ernährung zum Beispiel die Vitaminmenge, die allgemein für einen Menschen als lebensnotwendig angesehen wird. Solche Festsetzungen sind meiner Meinung nach jedoch eher vage, da sie sich nicht an kranken Personen, wie z.B. Allergikern orientieren.

Man unterscheidet grundsätzlich die wasserlöslichen Vitamine, die bei Überdosierung aus dem Körper über den Urin ausgeschieden werden und die fettlöslichen Vitamine, die im Körper gespeichert werden können und bei regelmäßiger überhöhter Einnahme auch zur sogenannten Hypervitaminose, also Nebenwirkungen in Folge von Überdosierung führen können. Falsche Ernährung, Medikamenteneinnahme oder Krankheit hingegen können zu so genannten Hypovitaminosen führen, die aufgrund einer chronischen

Unterversorgung mit einem oder mehreren Vitaminen zu Gesundheitsbeeinträchtigungen bis hin zu lebensgefährlichen Erkrankungen führen können. Bei den fettlöslichen Vitaminen handelt es sich um die Vitamine A, E, K, und D. Zu den wasserlöslichen Vitaminen zählen z. B. die Vitamine der B-Gruppe und das Vitamin C.

Unter Mineralstoffen versteht man anorganische Stoffe, die über die Nahrung dem Körper zugeführt werden müssen. Ein Mangel an Mineralstoffen kann zu schweren Störungen führen. Mineralstoffe werden auch als Elektrolyte bezeichnet. Zu ihnen zählen Magnesium, Kalzium, Kalium, Natrium, Schwefel, Phosphor und Chlorid.

Spurenelemente benötigt der Körper in nur sehr geringen Maßen. Sie haben jedoch lebenswichtige Aufgaben und werden vom Körper dringend gebraucht. Zu den Spurenelementen zählen Zink, Eisen, Kupfer, Mangan, Molybdän, Chrom, Jod und Selen. Aufgrund der Überbeanspruchung der Böden und durch die Begrenzung der natürlichen Vorkommnisse wurde in den letzten Jahrzehnten der Mineralstoffgehalt sowie der Gehalt an Spurenelementen in Feldfrüchten immer geringer. Deutschland ist darüber hinaus ein Mangelgebiet für die beiden lebenswichtigen Spurenelemente Jod und Selen.

Aminosäuren sind Eiweißstoffe. Man unterscheidet die essentiellen von den nicht-essentiellen Aminosäuren. Essentielle Aminosäuren kann der Körper nicht selber produzieren. Er ist deshalb darauf angewiesen, dass sie ihm in ausreichender Menge von außen zugeführt werden. Zu den essentiellen, lebenswichtigen Aminosäuren zählen *Threonin, Methionin, Valin, Leuzin, Isoleuzin, Lysin, Phenylalanin und Tryptophan*. Es gibt jedoch auch nicht-essentielle Aminosäuren, die unter besonderen Umständen dem Körper zugeführt werden sollten.

Nachdem ich mir einen Überblick über die unterschiedlichen Nahrungsergänzungsmittel / Vitalstoffe gemacht hatte, fing ich an, mir einen Vitaminplan aufzustellen. Dies war jedoch gar nicht so einfach, da ich mir zunächst einmal überlegen musste, wie und wo ich an die richtigen Präparate herankam. Die in Deutschland hergestellten Produkte waren für mich in der Regel und mit nur wenigen Ausnahmen nicht geeignet, da sie vor allem Maisstärke, Sojaöl, Farbstoffe und sonstige Zutaten enthielten, die ich meinem Körper nicht zumuten wollte. Außerdem wollte ich ganz gezielt nur die Vitalstoffe zu mir nehmen, die ich für meine Therapie benötigte.

Auch musste ich mir darüber im Klaren sein, in welcher Höhe ich die Vitalstoffe einnehmen wollte. Dazu musste ich zunächst von Dosen ausgehen, die in der einschlägigen medizinischen Literatur empfohlen wurden. Anschließend konnte ich dann überprüfen, welche Dosierung für mich die richtige war und welcher Vitalstoff eher nicht zu mir passte bzw. nicht die erwünschte Wirkung hatte.

Ich hatte also alle Hände voll zu tun. Ich las jedoch nicht nur über die in der folgenden Tabelle erwähnten Empfehlungen anderer orthomolekularer Mediziner nach, sondern beschäftigte mich auch weiterhin mit Eigenversuchen. Zunächst galt die Regel, dass nur diejenigen Vitamine und anderen Vitalstoffen in meinen Ernährungsplan kamen, die mich unmittelbar eine Verbesserung meines Gesundheitszustandes spüren ließen. Außerdem kam ich zu dem Entschluss, meinem Vitalstoffprogramm auch Zink und das Coenzym Q10 hinzuzufügen. Zink benötigte ich für die Stärkung der Abwehr, um zusammen mit Vitamin C Erkältungen zu vermeiden, was mir auch gelang und immer noch gelingt. Q10, das Coenzym, was die Vitalorgane, also Darm, Leber und vor allem das Herz stärkt, wo es in konzentrierter Form vorkommt, nahm ich in sehr hoher Dosierung ein.

Ich kann nicht sagen, ob Q10 auch für die Behandlung des Asthmas und nicht nur für die Stärkung des Herzens von Vorteil ist. Es ist auf jeden Fall ein gutes Mittel, das jedoch teuer und nicht unbedingt in geeigneter Form in deutschen Apotheken zu erhalten ist, da einheimische Produkte oft Soja enthalten, ebenfalls ein Allergen. Jedenfalls sind Asthmasprays bekannt für ihre herzschädigende Wirkung, sodass die prophylaktische Einnahme von Coenzym Q10 für einige Zeit während der Gesundung des Körpers von Vorteil sein könnte. Im Folgenden möchte ich meinen Lesern nun detailliert meine Erfahrungen mit den jeweiligen Vitaminen beschreiben. Abschließend möchte ich dann einen Vitaminplan vorstellen, den ich heute, nach meinen

Tabelle 6.1. Ursprüngliches Nahrungsergänzungs-mittelprogramm von Marcus J. Leyrer im Sommer 2001

Nahrungser-gänzungsmittel	Anwendung	Eigene anfänglich e Dosierung	Empfohlene Dosierung Burgsteins Handbuch	Empfohlene tägl. Dosierung Uwe Gröber bei Asthma Bronchiale
Vitamine				
1. Vitamin C	Oral als Kapsel	1000mg 1 x täglich	2 g	2 – 5 g
2. Vitamin E	Oral aus der Tube	5 Tropfen	200 – 400 mg	200 – 500 i.E.
3. Vitamin A	Oral aus der Tube	5 Tropfen	Nicht erwähnt	15-30mg Beta-Carotin
4. Vitamin B 12	Oral als Ampulle (Vitasprint)	Täglich	100 Mikrogramm, auch als Injektion	100 – 500 Mikrogramm, od. 1000 Mikrogr. intramuskulär gespritzt, 1x pro Wo.
5. Vitamin B 6	Als Kapsel		100 mg	20 – 200 mg
Mineralstoffe und Spurenelemente				
6. Magnesium	500 mg	Täglich abends	400 mg	300 – 500 mg
7. Zink	10 mg	Täglich, zw. den Mahlzeiten	Nicht erwähnt	Nicht erwähnt
Aminosäuren				
8. N-Acetylcystein-Cystein	500mg	Täglich morgens	Nicht erwähnt	500 – 1000 mg
Sonstiges				
9. Q10	270 mg – 400 mg	3 x täglich 3 Kapseln à 30 mg	Nicht erwähnt	Nicht erwähnt

1. Vitamin B 12

Erfahrungen, die ich von März bis Dezember 2001 sammelte, als Startprogramm wählen würde.

Das Vitamin B 12 war bereits in den 50er und 60er Jahren als Wunderdroge bekannt. Schon vor dem Krieg, so berichtete meine Großmutter, die damals Krankenschwester war, gab es gegen Hexenschuss und gegen Ischiasprobleme die "B12-Spritze". Warum dies in Deutschland nicht aufrechterhalten wurde, muss wahrscheinlich mit dem Boom der Pharmabranche zu tun haben oder schlechthin mit der Unwissenheit der Ärzte.

Wie ich oben schon berichtet habe, hat das Vitamin B12 eine *Bronchiokonstriktion vermindernde Wirkung*[6] auf gut Deutsch: Es hilft bei Atemproblemen. Zunächst nahm ich Vitamin B 12 als Ampulle, dann lernte ich jedoch Vitamin B 12 als Spritze kennen. Ich bat meine Hausärztin, mir das Vitamin B 12 in den Arm zu spritzen. Nachdem ich einige Wochen lang B 12 von ihr mit großem Erfolg injiziert bekommen hatte, wollte ich es mit einem Präparat versuchen, das außerdem Vitamin B 6 enthielt. Ich muss zugeben, dass mir diese Spritze – vielleicht auch aufgrund des in ihr enthaltenen Betäubungsmittels – nicht bekam. Ich blieb also bei der B 12 Spritze, die ich mir nun selbst, nach entsprechender Anleitung im Rahmen meiner Heilpraktikerausbildung, alle 5 – 7 Tage selbst injiziere.

---

[6] Gröber, Uwe; Orthomolekulare Medizin, Stuttgart: Wiss. Verl.-Ges., 2000, S. 51

Vitamin B 12 ist ein wasserlösliches Vitamin, das auch bei hoher Dosierung keine Nebenwirkungen zeigt. Es ist bei zahlreichen Erkrankungen angezeigt und führt zu einer generellen Vitalisierung des Körpers. In Amerika wird Vitamin B 12 für die Behandlung von Asthma im Kindesalter bereits eingesetzt.[7]

Ich empfehle die Injektion *intramuskulär*, d.h. in den Muskel des Oberarms, und zwar alle 5 bzw. 8 Tage. Intravenös, d. h. über eine Infusion direkt in den Blutkreislauf gegeben, hatte Vitamin B12 bei mir nicht die gleiche Wirkung, sodass ich davon abrate, Vitamin B12 andere Vitamine hinzuzufügen, zumal diese oft einen hohen Anteil an Vitamin C beinhalten, der die Wirkung von Vitamin B12 bei gleichzeitiger Einnahme stark einschränkt.

Nachdem ich über so lange Zeit so gute Erfahrungen mit Vitamin B 12 gemacht hatte, wollte ich auch über die Qualitäten anderer Vitamine mehr wissen, die für Allergiker geeignet sein konnten.

2. Vitamin C

Zunächst beschäftigte ich mich mit den Wirkungen von Vitamin C, das mir aufgrund seiner antientzündlichen Wirksamkeit ideal für die Abheilung von Entzündungen schien. In *Burgsteins Handbuch Nährstoffe* las ich darüber, dass die Kontrolle des Histaminspiegels, also jenes Stoffes, der bei allergischen Reaktionen

---

[7] Wright, J.; Treatment of childhood asthma with parenteral vitamin B 12, Journal of Nutritional Medicine, 1, S. 277 -282, 1990

übermäßig ausgeschüttet wird und zu den allergischen Erscheinungen führt, in Zusammenhang mit Vitamin C stand.

Auch Louis Pauling formuliert dies in seinem Buch "Das Vitaminprogramm" wie folgt:

"*Ein wichtiger Wirkstoff bei Überempfindlichkeitsreaktionen ist das Histamin. Es handelt sich dabei um ein kleines, aus nur 17 Atomen bestehendes Molekül mit der chemischen Formel C5H9N3. (...) Das Histamin wird in der Form mikroskopisch kleiner Körnchen in den Zellen zahlreicher Gewebe gespeichert, besonders in der Haut, den Lungen und dem Magen. Aus diesen Körnchen wird es freigesetzt, wenn sich ein Antigen (wie etwa die antigenen Molekulargruppen der Pollen, die den Heuschnupfen verursachen) mit seinem spezifischen Antikörper verbindet. Seine Freisetzung kann auch durch bestimmte Medikamente oder durch die Zerstörung von Gewebe ausgelöst werden.*"[8]

Da sich der Histaminspiegel antiproportional zum Vitamin C-Spiegel verhält, kann die Zufuhr von Vitamin C den Histaminspiegel senken. Histamin kann durch die Erweiterung der Blutgefäße im Kopf zu Kopfschmerzen und durch eine Verengung der Bronchien zu Atemnot führen, sodass die Einnahme von Vitamin C auch eine vorbeugende Wirkung für Allergiker hat.

Da dem Vitamin C gleichzeitig eine das Immunsystem stabilisierende Wirkung zugeschrieben wird, wollte ich Vitamin C in hoher Dosierung einnehmen. In dieser Zeit las ich auch einen Artikel über die Verwendung

---

[8] Pauling, Linus; Das Vitaminprogramm, Mosaik Verlag: München 1990, S.255

von hohen Vitamin C Dosen bei HIV/Aidspatienten in den USA. Ich sah eine Parallele zu den chronischen Erkrankungen insoweit gegeben, als dass beide eine gemeinsame Ursache haben: ein fehlgeleitetes Immunsystem. Bei den HIV/Aidskranken hing dies mit einer Abnahme der T-Zellen, also der Immunabwehr zusammen. Bei Allergikern kommt es infolge der ständigen Abwehrhaltung des Immunsystems oft zu einer Reduzierung der weißen Blutkörperchen infolge einer Überlastung und sich anschließenden Unterfunktion der Milz.

Da HIV/Aidspatienten in den USA hohe Dosen von Vitamin C bekommen, schien mir dies auch für andere chronisch Erkrankte plausibel zu sein. Zunächst kaufte ich mir in der Apotheke ein Vitamin C Präparat und begann, 500 mg am Tag einzunehmen. Jedoch spürte ich, dass ich das Vitaminpräparat nicht gut vertrug, obwohl es keine Maisstärke enthielt. Es musste also mit dem gelben Farbstoff zu tun haben, den die Tablette enthielt. Ich besorgte mir aus dem Ausland ein Vitamin C-Präparat, das ausschließlich Ascorbinsäure enthielt. Diese Ascorbinsäure ist auch in Pulverform im deutschen Handel erhältlich. Jedoch ist sie nicht in Kapselform abgepackt, sodass sie mit den Zähnen und der Speiseröhre in Kontakt kommt, und so Reizungen und Schäden an Schleimhaut und Zähnen verursachen kann. Ausreichender Genuss von Wasser kann diese Schäden jedoch abfedern.

Es stellte sich für mich die Frage, in welcher Dosierung ich nun Vitamin C einnehmen wollte. Louis Pauling, der zweifache Nobelpreisträger aus den USA, empfiehlt in seinem Buch "Das Vitaminprogramm" sehr viel höhere Dosen, als dies andere Ratgeber tun. Allen war jedoch gemeinsam, dass die Dosen bei Erkrankungen um das 20-200 fache über den Empfehlungen der Deutschen Gesellschaft für Ernährung zur Vermeidung von Mangelkrankheiten liegen sollte.

Ich fing an, zunächst 2 Gramm / Tag einzunehmen. Meine allergischen Probleme wurden besser. Ich steigerte die Dosis um weitere 2 Gramm, also nun insgesamt 4 Gramm, bis ich leichten Durchfall bekam. Dies kann ein Indiz für eine zu hohe individuelle Dosierung des Vitamin Cs sein, sodass ich mich bei 3,5 Gramm täglicher Vitamin C-Einnahme einpendelte. Pauling, der bis zu 18 g empfahl, lag damit deutlich über mir. Ich merkte jedoch, dass die Dosis von 3,5 g für mich ausreichend war. Später, als ich begann, ein Gefühl für die Reaktionen meines Körpers auf Vitamine zu entwickeln, nahm ich teilweise z.B. bei akuter Belastung durch Pollen oder nach einer Zahnextraktion bedeutend höhere Dosen von Vitamin C, um Schwellungen bzw. Entzündungen vorzubeugen. Beides funktionierte, sodass ich bis heute auch weiterhin von der positiven Wirkung des Vitamin C überzeugt bin.

Es stellte sich auch bald heraus, dass die Zufuhr von Vitamin C zum Aufbau von Enzymen führt, die wichtige Funktionen in unserem Körper haben, u.a. bei der Abwehr von Infektionen. Um diese Enzyme am Leben zu erhalten sollte die Vitamin C-Zufuhr nicht abrupt beendet werden, da sonst der Körper durch den plötzlichen Abfall des Vitamin C-Spiegels im Blut geschwächt würde.

Ich begann also, ca. 3,5 g Vitamin täglich einzunehmen, konnte aber die Dosis im Laufe der Zeit auf 4 g steigern. Zusätzlich begann ich, nach Erreichen der Verbesserungsstufe I., die ich in Kapitel 5 beschrieben habe, meine verstopfte Nase mit Einträufeln von Natriumascorbat, einer basischen Form des Vitamin C, zu behandeln. Das Natriumascorbat ist in der Regel in Pulverform erhältlich. Ich rührte ca. einen halben Teelöffel in ein mit 0,2 l Wasser gefülltes Glas und tröpfelte von diesem dann ca. 3-5 Tropfen, manchmal auch mehr, in das rechte und linke Nasenloch.

Mit der Einnahme von Vitamin C gingen nicht nur meine allergischen Symptome zurück. Ich hatte nun auch kein Zahnfleischbluten mehr und die Nasenatmung besserte sich nach einigen Wochen spürbar. Außerdem hatte ich gelernt, Erkältungskrankheiten durch Vitamin C in Kombination mit dem Mineralstoff Zink zu “bekämpfen”

3. Die fettlöslichen Vitamine A und E

Die beiden fettlöslichen Vitamine A und E wirken einer ganzen Anzahl von Erkrankungen entgegen. So wird Vitamin A die Stärkung der Augen und der Knochen zugeschrieben. Vitamin E hingegen schützt vor Krebs und hilft bei Herz-Kreislauf-Erkrankungen. Besonders hervorragende Ergebnisse gibt es jedoch auch bei Rheumatismus. Da beide Vitamine zu den

Radikalenfängern zählen und antientzündliche Wirkungen haben, zählten sie beide zu meinem Vitamin Anfangsprogramm. Es war nun sehr schwierig, die geeignete Kombination der Vitamine zu finden, ohne mit Farb-, Konservierungs- und Trägerstoffen wie Mais und Soja in Berührung zu kommen. Zunächst nahm ich eine Emulsion ein, die ich jedoch nicht gut vertrug. Schließlich gelang es mir, die beiden Vitamine in pharmazeutisch hergestellter Form aufzutreiben.

Da ich beide Vitamine in hoher Dosis einnehmen wollte, entschloss ich mich anstelle des Vitamin A das *Beta-Karotin* einzunehmen, da es nicht überdosiert werden kann, aber eine ähnliche Wirkung entfaltet. Vitamin E hingegen kann bedeutend höher dosiert werden als Vitamin A. Ich entschloss mich schließlich, täglich 400 mg Vitamin E und 30mg Beta-Karotin einzunehmen, wobei ich diese Therapie bis heute beibehalten habe. Ich sah sie als sinnvolle Nahrungsergänzung an, die unmittelbare Wirkung, wie ich sie bei Vitamin C und bei Vitamin B12 noch heute verspüre, stellten sich aber nicht ein. Denjenigen meiner Leser, die neben Allergien unter Rheuma leiden, kann ich berichten, dass ich Personen kennen gelernt habe, denen man nach einer täglichen Gabe von 800 mg Vitamin E in kürzester Zeit beim Abschwellen ihrer Gelenke zuschauen konnte.

4. Vitamin B1, B2, B5, B6

Ich habe bis heute die unterschiedlichen B-Vitamine jeweils als Kapsel und als Multipräparat ausprobiert, jedoch nie eine wirklich befreiende Wirkung verspürt. Anfangs nahm ich wie oben in der Tabelle das Vitamin B 6 in Kapselform, das mich jedoch unheimlich gereizt und sehr hungrig machte. Erst viel später fügte ich meinem Vitaminprogramm im Rahmen der Beseitigung des Cortisons ein Vitamin-B-Präparat meinem Vitaminprogramm hinzu. Ich würde deshalb meinen Lesern empfehlen, anfänglich keine B-Präparate einzunehmen und erst zu einem späteren Zeitpunkt wie im Folgeband dieses Buches geschildert, damit anzufangen.

5. Magnesium

Der Mineralstoff Magnesium ist der Mineralstoff, bei dem es am häufigsten zu Mangelerscheinungen in der Bevölkerung kommt. Übermäßiger Alkoholgenuss, viel Sport, Arzneimittel wie z.B. Abführmittel oder Stress können zu den Mangelsymptomen wie Herzrhythmusstörungen, hoher Blutdruck, Schlafstörungen und Wadenkrämpfen führen. Hat man jedoch erst einmal die nächtlichen Wadenkrämpfe, ist dies ein Anzeichen für einen leeren Magnesiumspeicher und es wird höchste Zeit, ihn wieder aufzufüllen.

Was ich früher nicht wusste, ist, dass Magnesium die Sauerstoffaufnahmefähigkeit im Blut erhöht – eine Funktion, die gerade für den Asthmatiker von besonderer Bedeutung ist. Magnesium hat außerdem eine relaxierende, d.h. entspannende Wirkung. Ich nehme Magnesium jedoch nicht für Schlafstörungen oder zur Behebung von Stresszuständen ein, sondern um die Sauerstoffaufnahme im Blut zu gewährleisten und um die Muskeln meiner Bronchien zu entspannen. Im Regelfall sind dies 500mg bis 1000mg pro Tag, die ich auch heute täglich einnehme. Auch bei Magnesium – ähnlich wie bei Vitamin C – kann es bei hoher Dosierung zu weichem Stuhl kommen.

Bei Uwe Gröbers Buch über die *Orthomolekulare Medizin* werden außerdem folgende Gegenanzeigen aufgelistet, d.h. Krankheiten, bei denen Magnesium nicht eingenommen werden sollte und die ich zur Information eventuell betroffener Leser hier zitieren möchte: "Bei Nierenfunktionsstörungen, AV-Block (atrioventrikulärer Herzblock), Bradykardie, Calcium-Magnesium-Ammoniumphosphatsteinen darf Magnesium nicht eingenommen werden."[9]

6. Zink

Das "Mode"-Spurenelement, das in den USA in letzter Zeit für Furore gesorgt hat, ist an über 200 Enzymen im Körper beteiligt. Schon bald gehörte es auch auf meinen täglichen Vitamin-Plan mit Dosen zwischen 30mg und 90mg. Bei Zahnschmerzen oder drohendem

---

[9] Gröber, Uwe; Orthomolekulare Medizin, Stuttgart: Wiss. Verl. -Ges., 2000, S. 99

Infekt nahm ich 90mg Zink zusammen mit hohen Dosen an Vitamin C und 3mg Kupfer ein. Sobald Dosen von über 30 mg / Tag über mehrere Tage eingenommen werden, empfiehlt sich laut wissenschaftlicher Literatur die gleichzeitige Gabe von Kupfer, die jedoch 3 mg nicht überschreiten sollte. In vielen Studien ist belegt, dass Zinkmangel zahlreiche Konsequenzen für die körperliche Gesundheit hat. So gibt es Komplikationen bei der Wundheilung, Haarausfall, und Wirkungen auf das Nervensystem, die z.B. Depression, Hyperaktivität, Lernschwäche und Phobien zur Folge haben können. Zinkmangel kann jedoch auch zu jenen weißen Flecken führen, die sich auf den Fingernägeln zeigen.

Zink stärkt die Bauchspeicheldrüse, das Immunsystem und kann auch bei chronischer Müdigkeit helfen, um nur einige der Vorteile der Einnahme eines Zinkpräparates zu nennen.

Mich hingegen überzeugte die Fähigkeit des Zinks, zusammen mit Vitamin C Erkältungskrankheiten vorbeugen zu können, zunächst am meisten. Ich wollte in der Zeit der Absetzung des Asthmamedikaments Entzündungen der Schleimhäute, sprich Erkältungen, schlichtweg vermeiden, um sicher zu gehen, dass mir z.B. eine eingefangene Bronchitis meine Genesungspläne nicht durchkreuzen würde. Dies hätte nämlich unweigerlich zu einem Rückfall geführt und wäre nicht nur für meinen Atemtrakt, sondern auch für meine gesamten Abwehrkräfte von Nachteil gewesen. Gerade in der Rekonvaleszenz sollte jede Art von Rückfall, wie z.B. Erkältungen, vermieden werden. Mir ist dies bis heute geglückt. Und das, obwohl ich früher sehr oft erkältet war!

Da bei einer Dosierung zwischen 30mg und 90mg gewöhnlich keine Nebenwirkungen auftreten, werde ich hierauf nicht weiter eingehen. Als Gegenanzeigen werden in der Literatur Autoimmunprozesse, akutes Nierenversagen und schwere Nierenparenchymschäden erwähnt.[10]

7. N-Acetyl-Cystein

N-Acetyl-Cystein ist ein Stoff, der auch von der Schulmedizin eingesetzt wird. Er hat eine schleimlösende Wirkung und sollte mit ausreichend Vitamin C eingenommen werden, um eine Oxidierung zu vermeiden. Ich habe zu Beginn meines Vitamin-Programms täglich 600mg zusammen mit 1,5 g Vitamin C eingenommen. Da die Aminosäure Cystein schleimlösende Wirkungen hat, kommt sie dem Allergiker vor allem bei Pollenflug zu Gute. Meiner Erfahrung nach sollte die wirksamere und verträglichere "N" Form des Acetyl-Cysteins dem traditionellen ACC-Hustenlöser aus der Apotheke vorgezogen werden, insbesondere, wenn man unter Herzbeschwerden leidet.

8. Q10

[10] Gröber, Uwe; Orthomolekulare Medizin, Stuttgart: Wiss. Verl. -Ges., 2000, S. 113

Das Coenzym Q10 wird auch als Ubiquinon bezeichnet, da es überall im Körper vorkommt. Insbesondere in den Erfolgsorganen Herz, Niere und Leber findet man es konzentriert an, weshalb in Japan heute bei der Therapie von Herzpatienten Q10 zum Einsatz kommt – leider noch ganz im Gegensatz zu Deutschland. Heute nehme ich 3 Kapseln à 30 mg am Tag.

Zunächst kaufte ich Q10 in der Apotheke, wo es sehr teuer ist (ca. 40 Euro für 120 Kapseln à 30 mg) und zumeist aus Gelantinekapseln, die Sojaöl enthalten, besteht. Später bekam ich es aus dem Ausland, wodurch ich das Sojaöl vermeiden konnte, sodass mir die Kapseln bedeutend besser bekamen.

9. DMG

Sportliche Betätigung war für mich trotz des sog. Anstrengungsasthmas– in Maßen und ohne Übertreibung – wichtig. Ich konnte zwar zunächst keinen Sport machen, wollte aber auch bei Anstrengungen, wie Treppensteigen, nicht das Risiko eingehen, einen *Status Asthmaticus*, d.h. lang andauernde Atembeschwerden, auszulösen. Um eine tagelange Verschlechterung meiner Atmung nicht in Kauf nehmen zu müssen, suchte ich nach Alternativen. Das *Dimethylglycin*, das ich in Deutschland leider nicht kaufen konnte und mir so über Umwegen besorgen musste, schien mir eine solche zu sein. DMG ist eine körpereigene Substanz, die man vor dem Sport oder körperlicher Anstrengung unter die Zunge legt. Sie wurde und wird vor allem in Russland als legales Dopingmittel benutzt, da es die Sauerstoffaufnahmekapazität im Blut erhöht. Ich habe DMG vor sportlicher Anstrengung genommen aber auch um Atembeklemmungen auszuräumen. Menschen mit empfindlichem Herzen oder Menschen mit einem Alter von über 70 Jahren sollen sich der kreislaufanpeitschenden Wirkung von DMG bewusst sein, auch wenn Nebenwirkungen in der Literatur keine Erwähnung finden.[11]

Mit DMG hatte ich nun eine weitere Möglichkeit entdeckt, leichte Atemprobleme und Anstrengungsasthma in den Griff zu bekommen. Ich war begeistert, dass ich mit der Einnahme von DMG ein Asthmaspray zum Laufen nicht mehr mitnehmen musste. Zudem hatte ich nun einen weiteren Weg gefunden, Atemprobleme zu coupieren.

Insgesamt habe ich also im ersten Jahr meines Vitaminprogramms neun Nährstoffergänzungsmittel benutzt, die ich in der Tabelle unten noch einmal mit den entsprechenden Dosierungen aufgelistet habe. Die Dosierungen habe ich im Laufe der Anwendung im ersten Jahr so moduliert, wie sie in untenstehender Tabelle aufgezeigt werden.

---

[11] Burgerstein, L.; Burgsteins Handbuch Nährstoffe, Haug Verlag: Heidelberg 2000, S. 224

Tabelle Nahrungsergänzungsmittelprogramm "Frei von Asthmaspray" von Marcus Joachim Leyrer

Nahrungser-gänzungsmittel	Anwendung	Dosierung erstes Jahr
Vitamine		
1. Vitamin C	1. Oral als Kapsel 2. Natriumascorbat ½ Teelöffel mit Wasser verdünnt für die Nase	1. 3-4g täglich 2. 4-5 Tropfen pro Nasenloch bei Bedarf
2. Vitamin E	Pulver, dann Kapseln	400g
3. Beta-Carotin	Pulver	30g
4. Vitamin B 12	Injektionen	1000 Mikrogramm alle fünf – sieben Tage
5. Vitamin B 6	Als Kapsel	Habe ich abgesetzt
Mineralstoffe und Spurenelemente		
6. Magnesium	500 mg – 1000 mg	Täglich abends
7. Zink	1. 30 mg 2. zwischen 30mg – 90mg zusammen mit 2-3mg Kupfer bei Erkältungen	1. Täglich zwischen den Mahlzeiten 2. Täglich zwischen den Mahlzeiten
Aminosäuren		
8. N-Acetylcystein-Cystein	600mg mit ausreichend Vitamin C	Täglich morgens
Sonstiges		
9. Q10	3 x 30mg Kapseln	90 mg oder mehr pro Tag
10. DMG	Tablette	1x eine Tablette unter die Zunge vor sportlicher Anstrengung oder bei leichter Atembeklemmung

Gegenüber meinem oben gezeigten Ausgangsplan, hatte ich langsam begonnen, die Vitamineinnahme zu steigern. Ich nahm nun deutlich mehr Zink, nutzte B 12 durch die Injektion systemisch und verzichtete auf das Vitamin B 6 aufgrund der Unverträglichkeiten gegen-

Corrigendum

Druckfehler auf Seite 78:

Die Angaben für Vitamin E und Beta-Carotin sind in Milligramm und nicht in Gramm zu lesen. Es muss folglich im Text 400mg Vitamin E und 30mg Beta-Carotin heißen.

Tabelle Nahrungsergänzungsmittelprogramm "Frei vom Asthmaspray" von Marcus Joachim Leyrer

Nahrungsergänzungsmittel	Anwendung	Dosierung erstes Jahr
Vitamine		
1. Vitamin C	1. Oral als Kapsel 2. Natriumascorbat ½ Teelöffel mit Wasser verdünnt für die Nase	1. 3-4g täglich 2. 4-5 Tropfen pro Nasenloch bei Bedarf
2. Vitamin E	**Pulver, dann Kapseln**	**400mg**
3. Beta-Carotin	**Pulver**	**30mg**
4. Vitamin B 12	Injektionen	1000 Mikrogramm alle fünf – sieben Tage
5. Vitamin B 6	Als Kapsel	Habe ich abgesetzt
Mineralstoffe und Spurenelemente		
6. Magnesium	500 mg – 1000 mg	Täglich abends
7. Zink	1. 30 mg 2. zwischen 30mg – 90mg zusammen mit 2-3mg Kupfer bei Erkältungen	1. Täglich zwischen den Mahlzeiten 2. Täglich zwischen den Mahlzeiten
Aminosäuren		
8. N-Acetylcystein-Cystein	600mg mit ausreichend Vitamin C	Täglich morgens
Sonstiges		
9. Q10	3 x 30mg Kapseln	90 mg oder mehr pro Tag
10. DMG	Tablette	1x eine Tablette unter die Zunge vor sportlicher Anstrengung oder bei leichter Atembeklemmung

über dem Einzelpräparat und den Multivitamin-präparaten ganz.

Nach der Literatur und ergänzt um meine persönliche Erfahrung würde ich heute im ersten Jahr diese Nahrungsergänzungsmittel wählen, um mich vom Asthmaspray zu befreien.

7. Nachbetrachtung

Denke ich heute an das erste Asthmaspray-freie Jahr zurück, so muss ich – nicht ohne Stolz – bekennen, dass die Vielzahl meiner Versuche, alternativ Atembeklemmungen vorzubeugen, fruchtbar war. Ich hatte nicht nur bedeutend weniger Atemprobleme, sondern ich wusste nun, die Zeichen meines Körpers zu verstehen und konnte diese mit einfachen Mitteln beeinflussen.

Mein Atemvolumen hatte sich außerdem nicht verschlechtert. Ich ging zwar nicht mehr zu meinem Allergologen, hatte aber eine Hausärztin gefunden, die mich betreute. Von ihr erhielt ich auch einen Pick-Flow-Meter, ein kleines Gerät, in das man hineinpustet, um so festzustellen, ob es Veränderungen beim Lungenvolumen bzw. bei der Fähigkeit, Luft schnell auszuatmen, gibt. Ich benutzte das Pick-Flow-Meter jedoch erst nach ca. einem Jahr, um zu überprüfen, ob sich meine Atemwerte nach dem Absetzen des Cortisons veränderten. Dennoch möchte ich meinen Lesern empfehlen, ein solches Pick-Flow-Meter direkt während des Absetzens von Asthmamedikamenten zu verwenden, um rechtzeitig eine Verschlechterung des Atemzustandes erkennen zu können.

Noch einmal: Das Absetzen des Asthmasprays sollte das Ziel einer jeden Therapie im medizinischen Bereich sein. Das bedeutet jedoch nicht, dass das Asthma-Spray um jeden Preis zur Seite gelegt werden kann und sollte, sondern dass das Spray für Notfälle immer greifbar bleibt. Gönnen Sie sich Zeit! Wer viele Jahre krank war, sollte nicht eine Heilung von heute auf morgen erwarten. Gerade für Asthmatiker ist es typisch, schnell und hektisch etwas erledigen zu wollen. Hier geht es aber um den Menschen, um Sie, lieber Leser, und ich rate Ihnen, sich Schritt für Schritt die Zeit zu nehmen, die Ihr Körper benötigt, um wirklich gesund zu werden.

Und machen Sie keine Ausnahmen. Wenn es auch schwer fällt: Kaffee, Alkohol und Rauchen sind tabu. Dabei ist auch das sogenannte Passivrauchen wie das Einatmen von Zigarettenrauch in z.B. verrauchten Restaurants gemeint. Hier sollten sie sehr diszipliniert sein, damit die Entzündungen, die Ihr Körper seit so langer Zeit mit sich herumträgt, auch wirklich ausgeheilt werden können.

Das von mir aufgestellte Vitaminprogramm hat sich für mich als ideal erwiesen. Wichtig war jedoch die Einnahme von geeigneten Vitaminpräparaten. Anfangs konnte ich gewisse Dosen von Vitaminen nicht vertragen. Sie überreizten meinen Körper. Deshalb habe ich nur die Nährstoffe im "Anfangsprogramm" aufgelistet, die unbedenklich sind, solange sie keinen Mais (besonders bei Maisallergikern) und keine aggressiven Farbstoffe enthalten. Vielleicht wird sich auch ihr Einkaufsverhalten ab heute ändern: Lesen Sie sich in Ruhe durch, was es in Supermärkten alles so zu kaufen gibt und was die Fertigprodukte an Konservierungsmitteln, Geschmacksverstärkern wie z.B. Glutamat und Farbmitteln enthalten. Viele der E-Stoffe sind übrigens als allergieauslösend bekannt, sodass ich im Nachhinein meine ökologische Ernährung als ebenfalls sehr wichtigen Baustein auf dem Weg zur Gesundung ansehe.

Die Einnahme der Nahrungsergänzungsmittel macht übrigens vor allem dann Sinn, wenn sie ausreichend und möglichst wenig oder keine Kohlensäure zu sich nehmen. Ich bevorzuge Volvic aus der Glasflasche aufgrund seines Gehaltes an basischen Mineralstoffen. Die Flasche garantiert mir außerdem, dass sich keine Rückstände des Plastiks, die meiner Ansicht nach bei Sonneneinstrahlung bzw. Wärmeentwicklung ins Wasser abgegeben werden, den Organismus belasten.

Sicherlich, die Vielzahl der Maßnahmen mag zunächst erdrückend erscheinen. Aber eine langsame Einführung der Nahrungsumstellung, die regelmäßige Einnahme der 10 vorgestellten Nährstoffe und der bewusste Umgang mit dem Säure-Basen-Haushalt ihres Körpers werden Sie schon bald belohnen. Es ist dabei überflüssig zu unterstreichen, dass das Vitaminprogramm generell einen umfassenden Beitrag zu ihrer körperlichen Gesundheit und Belastbarkeit leistet und so auch im Allgemeinen förderlich ist. Fest steht auch, dass Sie nicht bei allen Ärzten und Apothekern auf Begeisterung stoßen werden. Probieren Sie ruhig mal ein Gespräch aus. Ihnen wird in der Regel bescheinigt, dass Vitamine keinen Wert haben. Sie sollten dann lächeln und von dannen ziehen, denn es geht ja nicht um eine Theoriendebatte – es geht um Ihre Gesundheit. Und da zählt, was wirkt.

Und eins ist sicher: Asthmasprays heilen nicht – sie schaden auf Dauer.

Diejenigen unter Ihnen, die Zahnplomben aus *Amalgam* oder *Goldinlays* besitzen, sollten Anhang 1 lesen, der Wissenswertes zur Zahnsanierung auflistet. In Anhang 2 beschreibe ich den Umgang mit Sport im Detail. Schließlich enthält der letzte Teil des Buches ein Plädoyer an die deutsche Ärzteschaft, insbesondere aber an die Allergologen, sich endlich wieder ihrer wirklichen Aufgabe zu widmen: der ***Heilung*** des Patienten.

Jetzt bleibt mir nur, Ihnen viel Glück zu wünschen. Es liegt jetzt an Ihnen, sich die Frage zu stellen, ob Sie wirklich gesund werden wollen und mit Energie nach Lösungen zu suchen, die Ihrem Körper zur Heilung verhelfen. Das vorliegende Buch hat Ihnen hoffentlich einige Ideen gegeben, die Ihnen auf Ihrem Weg zur Heilung – den Sie ja mit dem Kauf dieses Buches bereits eingeschlagen haben, weiterhelfen.

Ich wünsche Ihnen dabei alles Gute und hoffe, dass Sie die notwendige Ausdauer und Geduld mitbringen. Denn Gesundheit, das habe ich gelernt, ist auch eine Entscheidung, die mit Härte und Willen gefällt werden muss.

Ich wünsche Ihnen von Herzen alles Gute

Marcus Leyrer, im September 2002

Anhang 1- Die Zähne

Die Zähne sind ein Bestandteil unseres Körpers, der leider noch viel zu wenig beachtet wird. Es gibt kaum Zahnärzte, die sich für alternative Heilmethoden öffnen. Problematisch wird die Zahnbehandlung vor allem dann, wenn Schwermetalle, z.B. quecksilberhaltiges Amalgam oder palladiumhaltige *Goldinlays* in die Zähne eingeführt worden sind. Darüber hinaus können entzündliche Prozesse an den Zahnwurzeln, Wurzelresektionen und nervenbehandelte Zähne den Körper langfristig schwächen und irritieren.

Bereits zwei Jahre vor der Aufnahme meines Vitalstoffprogramms hatte ich begonnen, meine Zähne von Amalgamfüllungen zu befreien. Ich hatte in der Zeitung gelesen, dass Amalgam bis zu 50% Quecksilber enthält und wusste Bescheid über die Folgen einer Quecksilbervergiftung. Insbesondere der allergisierende Effekt des Quecksilbers machte mir Sorgen. Der Zahnarzt, der mir später auch zwei Implantate einpflanzte, von denen ich mich im Sommer 2001 aufgrund andauernder Schmerzen und einer Beeinträchtigung meiner Herzfunktion trennen musste, tauschte das Amalgam gegen *Goldinlays* aus. Leider bekam ich dadurch auch ein Inlay mit Palladium, d.h. einer minderwertigen Goldlegierung, die bis zu 7 weitere Metalle enthielt und ebenfalls Allergien verursachen kann.

Ich vertraute dem Arzt und wusste nicht, was er in die Goldfüllungen packte. Ich möchte deshalb meine

Leser dazu ermuntern, sich eine Übersicht vom Zahnarzt geben zu lassen, welche Metalle in den *Goldinlays* enthalten sind. Bestehen Sie auf hochwertige *Goldinlays* ohne Palladium und mit möglichst wenigen anderen "Zutaten".

Die Amalgamsanierung ist sicherlich unumgänglich, wenn man Allergien verlieren will. Dieses Vorhaben ist nicht ganz billig, aber das Leben eines Menschen und vor allem die Gesundheit hat ihren Preis. Obwohl Amalgam in Schweden verboten ist, gibt es in Deutschland immer noch Zahnärzte, die Amalgam verwenden. Wichtig dabei ist zu wissen, dass sich das giftige Amalgam vor allem im Gehirn ablagert und so zu Depressionen führen kann. Meines Erachtens verwundert es nicht, dass die Zahnärzte, die beim Bohren ja einen Großteil der giftigen Dämpfe des Amalgams einatmen, den Berufsstand in Deutschland darstellen, in dem es die höchste Selbstmordrate gibt.

Ich halte die Sanierung des Zahnapparates als unbedingte Voraussetzung für eine wirksame Bekämpfung von Allergien. Wer viele Palladium-plomben im Mund hat oder über Amalgamplomben verfügt, sollte sich ernsthaft Gedanken machen, ob seine Allergien nicht einzig und alleine auf diese Tatsachen zurückzuführen sein könnten.

Doch Vorsicht! Beim Herausbohren des Amalgams können Teile der alten Plombe verschluckt werden, wenn der Mund vorher nicht mit einer Plastikfolie geschützt wird. Man sollte also den Zahnarzt hieran erinnern und notfalls den Termin verschieben, bis eine solche Folie besorgt worden ist, da sonst viel Quecksilber beim Verschlucken in den Verdauungstrakt gelangen kann.

Zink ist ein guter Mineralstoff, der bei Schwermetallbelastung und Sanierungsmaßnahmen in der Dosierung von 90 mg zusammen mit 3mg Kupfer entsprechend des von mir erprobten Vitalstoffplanes eingenommen werden kann. Es gibt darüber hinaus homöopathische Mittel, die der körperlichen Belastung bei der Zahnsanierung vorbeugen. Sprechen Sie darüber mit Ihrem homöopathisch versierten Zahnarzt oder Ihrem informierten Heilpraktiker.

Das Thema Quecksilber und Zähne wird noch einmal im Zusammenhang mit weiteren Methoden zur Reinigung des Körpers von Quecksilber und Schwermetallen in Band 2 dieser Reihe aufgegriffen.

Anhang 2 – Sport

Sport hat eine immunsupremierende Wirkung. Es ist gut für Asthmatiker, die Lungen regelmäßig durchzulüften, indem z.B. ein längerer Spaziergang oder ein Dauerlauf unternommen wird. Bei Übertreibung können Entzündungen jedoch durch die Unterdrückung des Immunsystems aufflammen. Da Asthma hauptsächlich ein entzündlicher Prozess ist, sollte langsam gelaufen werden. Besonders am Anfang sind Spaziergänge vorzuziehen, um Anstrengungsasthma zu verhindern.

Das Ziel eines jeden Asthmatikers sollte sein, seinem Körper die Ruhe einzuräumen, die er verdient hat. Dies gilt auch beim Sport. In diesem Zusammenhang sind also Zielsetzungen wie: Ich laufe immer weiter, immer schneller, etc... absoluter Nonsens. Hier muss eine Bewusstseinsveränderung einsetzen. 3x wöchentlich 20-25 Minuten lockeres Laufen, bei dem man sich unterhalten kann, reichen völlig aus, um die Gesundheit und Belastbarkeit aufzubauen. Dabei sind natürlich Waldböden ideal, aber auch Parkanlagen oder große Rasenflächen bieten sich hierfür an. Wichtig ist, dass man nicht übertreibt. So musste auch ich mich immer wieder bremsen. Denn natürlich ist es toll, als ehemaliger Anstrengungsasthmatiker heute 10 Kilometer laufen zu können, ohne irgendein Mittel für die Atmung verwenden zu müssen. Sich das zu beweisen ist eben nicht der Sinn eines Sportprogramms für Asthmatiker. Die übermäßige

Anspannung der Atemmuskulatur kann nämlich auch durch eine übertriebene Leistungsanforderung an den eigenen Körper entstehen.

Sich in Bewegung zu halten ohne schneller und weiter laufen zu müssen stellt also die wahre Herausforderung dar, sodass eine neue Bewusstseinswerdung für den Körper auch eine neue Bewusstseinswerdung im Umgang mit sich selbst bedeutet.

Es bieten sich auch andere Arten des Sports an, wie z.B. Schwimmen (Vorsicht, Chlor kann reizen und zu Allergien führen!) und Rad fahren.

Man sollte weder mit leerem Magen noch nach einer Mahlzeit laufen. Da der Verdauungstrakt der Ursprung der Allergien ist, sollte er ausreichend Zeit haben, Speisen zu verarbeiten. Vielleicht haben auch einige meiner Leser schon bemerkt, dass Atemprobleme auch mit einer Unterversorgung von Nährstoffen, d.h. schlichtweg Hunger, in Zusammenhang stehen können. Dies liegt daran, dass es bei Hunger zu einem höheren Histaminspiegel und einer verstärkten Ausschüttung von Leukotrienen, die für die entzündlichen Prozesse in der Lunge verantwortlich sind, kommt. Ich laufe deshalb nie mit hungrigem Magen - in der Regel esse ich eine Banane, wenn ich vor dem Laufen Hunger verspüre.

Im Zusammenhang mit Sport möchte ich kurz darauf hinweisen, dass übermäßiges Saunieren nach sportlichen Anstrengungen und bei einem geschwächten Immunsystem schädlich sein kann. Einerseits führt das starke Schwitzen zu einem Verlust von Mineralstoffen, die gerade für den Asthmatiker so wichtig sind. Zum anderen führt die starke Hitze zu einer weiteren Schwächung und lenkt den Körper davon ab, sich mit den entzündlichen Prozessen zu beschäftigen, die der Asthmatiker in sich trägt. Man sollte also auch hier Maß halten und eventuell zunächst auf das Saunieren ganz verzichten, da es ja – genau wie Kaffee, Alkohol und Zigaretten einen sehr starken äußeren Reiz darstellt, der den Körper von einer seiner eigentlichen Aufgabe, nämlich der Wiederherstellung der Balance zur Überwindung der Krankheit, ablenkt.

Aufruf an die Allergologen und die Allergiker behandelnden Ärzte

Hiermit werden die Allergologen und Ärzte, die Allergiker behandeln aufgerufen, sich mit den Möglichkeiten der orthomolekularen Medizin und mit alternativen Methoden vertraut zu machen, um endlich wieder die Behandlung von Krankheiten mit Erfolgserlebnissen von Arzt und Patient verbinden zu können.

Volkswirtschaftlich ist nur die Gesundung des Heeres von Millionen und Abermillionen deutscher Allergiker ein wirklich vernünftiges Ziel, das langfristig zur Rettung unseres Sozialsystems beitragen kann. Es liegt auch an den Ärzten, dieses Thema aufzugreifen, auch wenn sie mit jedem gesunden Patienten einen Kunden verlieren.

Der Allergiker, der zu ihnen kommt, und jede Hoffnung verloren hat, verdient einen Hinweis auf dieses Buch, verdient einen Hinweis darauf, dass unterschiedliche Lebens- und Ernährungsweisen zu seiner Gesundung beitragen können, so, wie es in diesem Buch geschildert wird.

Auch die Allergologen in Deutschland, auch die Ärzteschaft muss einen jener Schritte tun, der bei jeder systemischen *Disbalance* die Hoffnung auf Veränderung beinhaltet: das Brechen mit ungesunden Gewohnheiten.

Wer sich hinter dem Schutzschild verstecken will, dass alles nicht bewiesen sei, was in diesem Buch steht, den muss ich enttäuschen: Es gibt Studien zur positiven Wirkung von Vitaminen seit Anfang des letzten Jahrhunderts, wenn auch nicht unbedingt in Deutschland. Die Schuldmedizin (und der Patient) neigt dazu, schnell wirkende "medizinische Keulen" einzunehmen. Gerade bei Allergien bekämpfen diese jedoch nur die Symptome, Heilung kann dagegen nur eine langfristig und ganzheitlich angelegte Therapie bringen.

Einen Versuch zur Verringerung der Beschwerden des Allergikers kann zunächst auch bei Gabe schulmedizinischer Medikamente durchgeführt werden. Es ist an der Zeit, dass Allergologen und Allergiker gemeinsam diesen Versuch unternehmen. Denn Heilung ist möglich!

Marcus Leyrer
Bonn, den 01.09.2002

Schauen Sie doch einmal auf der Heimatseite im Internet unter www.asthma-heilen.de vorbei.

Marcus Joachim Leyrer forschte drei Jahre als Promotionsstipendiat am Max-Planck-Institut für Gesellschaftsforschung in Köln über europäische Politik. Studien der Internationalen Beziehungen, der Philosophie, der Psychologie und der Politikwissenschaft führten ihn in das belgische Louvain-La-Neuve, nach Brüssel, London, Madrid und Straßburg.

Mit 29 Jahren entschloss er sich, sein Asthma, das ihn seit seinem 16. Lebensjahr begleitete, zu überwinden. Grund dafür waren unter anderem die starken Nebenwirkungen der Asthmamedikamente, die sich im Laufe der Zeit eingestellt hatten. In nur 18 Monaten überwandt er seine allergischen Beschwerden und konnte alle Medikamente absetzen.

Dieses Buch beschreibt seinen Weg zur Genesung, denn „Heilung ist möglich!" Marcus Joachim Leyrer ist heute als politischer Berater in Bonn und Berlin tätig und Betreiber der Internet - Heimatseite www.asthma-heilen.de

ISBN 3 – 00 – 009883 - 6